病から幸せの道へ

ヘルスアート療法体験集

医学博士
中原和彦 編

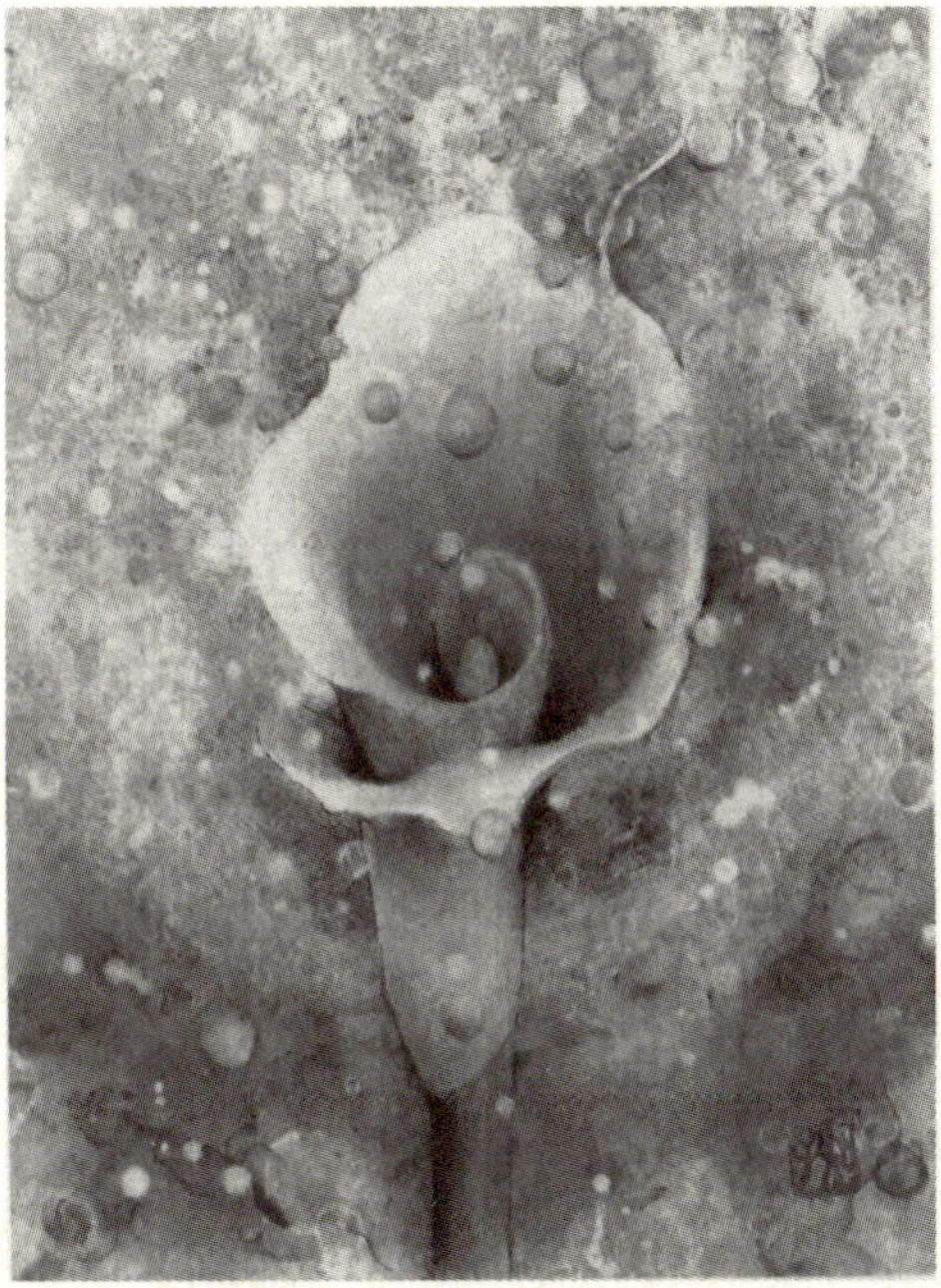

海鳥社

カバー、本扉装画・堀本知子

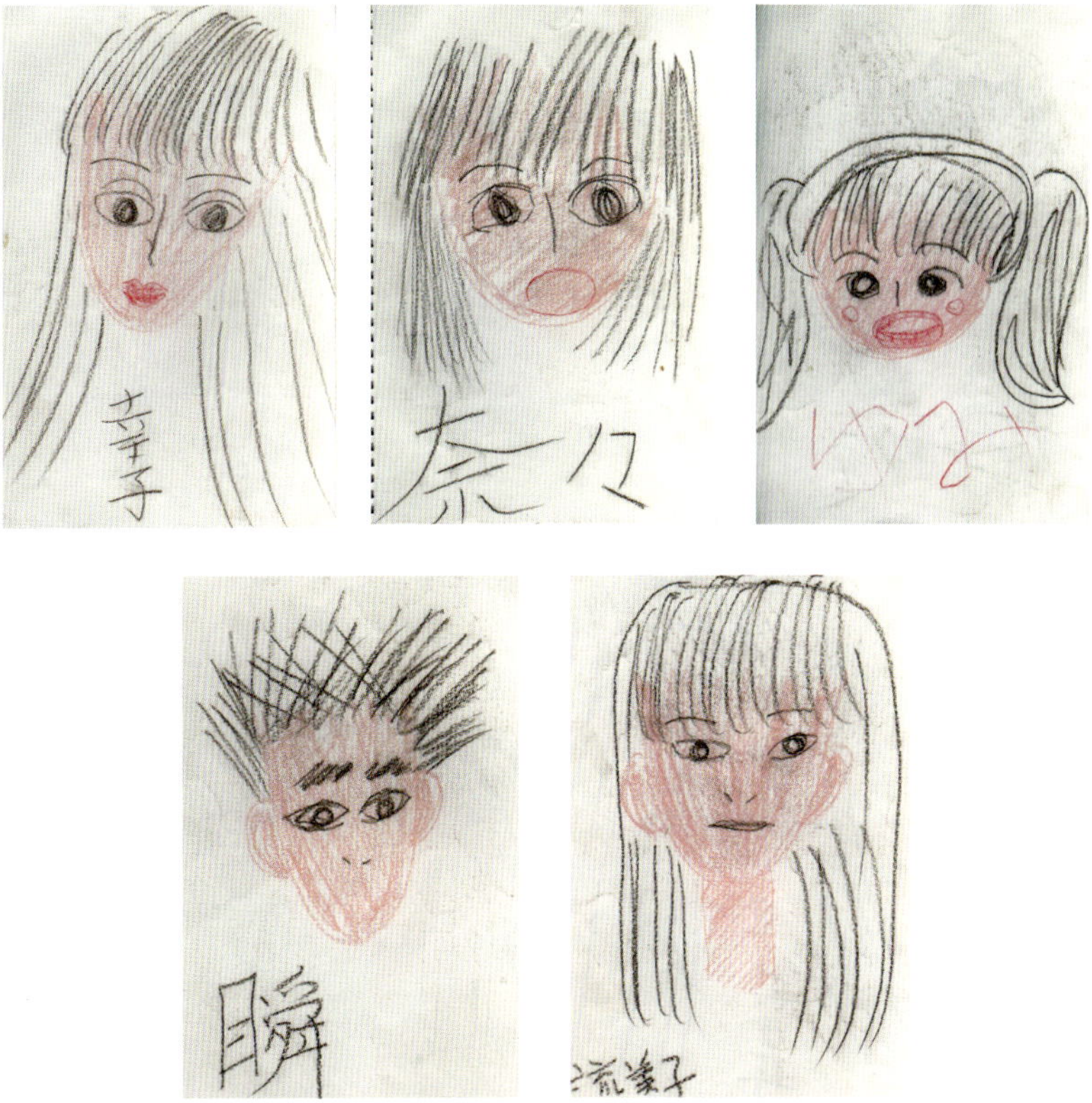

解離性同一性障害（多重人格）の統合。ヘルスアート療法で統合（治癒）前の５人の別人格。別人格の各々が描いたようだ（サインに注目）。（171 頁参照）

大人で頭の回転が速い幸子さんという人格。

楽天的で人のことなど気にしない十代後半の奈々ちゃん。

甘えん坊の子どもの人格、由美ちゃん。

いらいらして、暴力的な男の人格、瞬君。

超マイナス思考で、自分いじめの流美子さん。

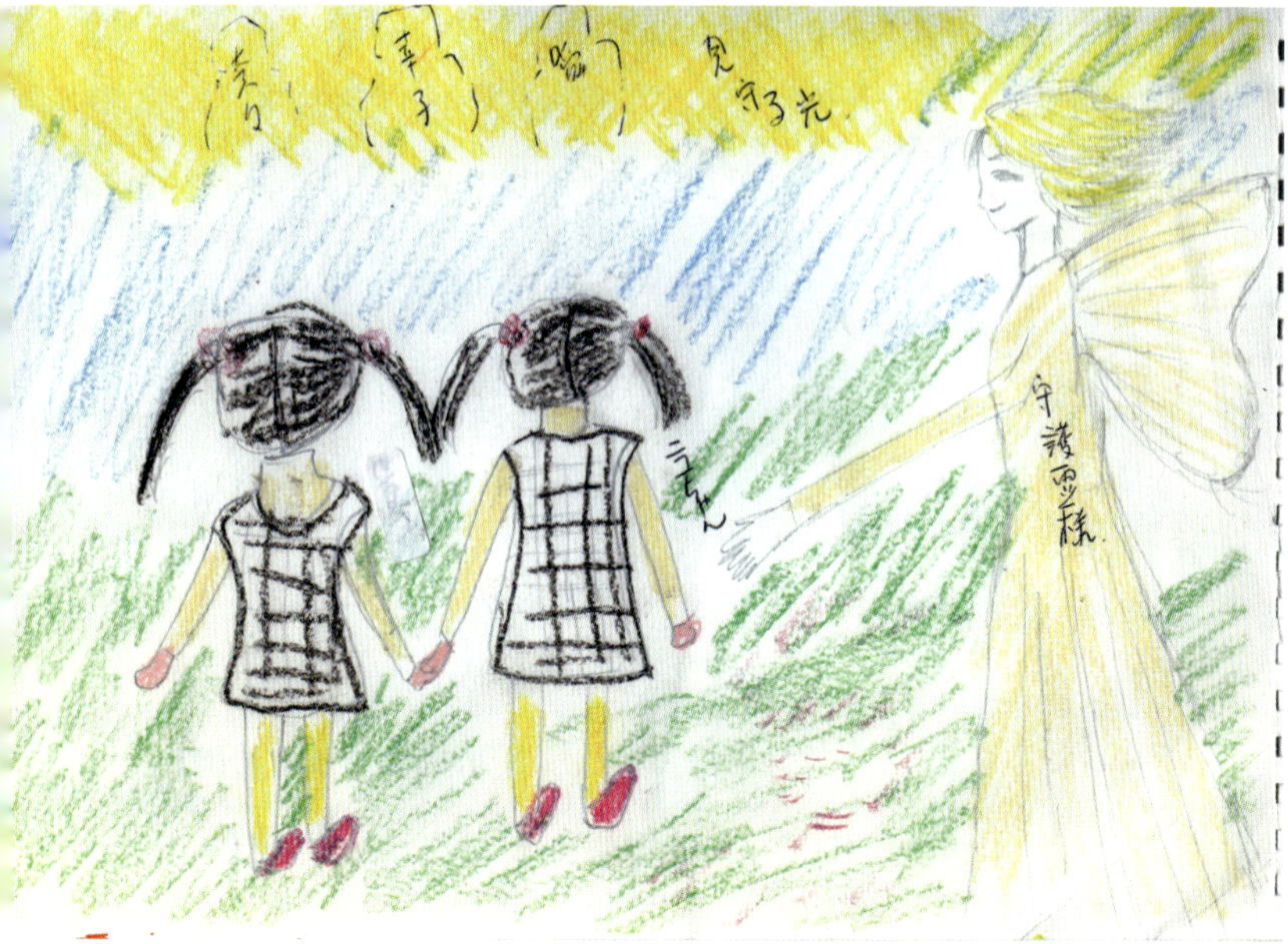

解離性同一性障害（多重人格）のヘルスアート療法で統合（治癒）の最終段階で出てきたニコちゃんとの絵。（本文 206 頁参照）

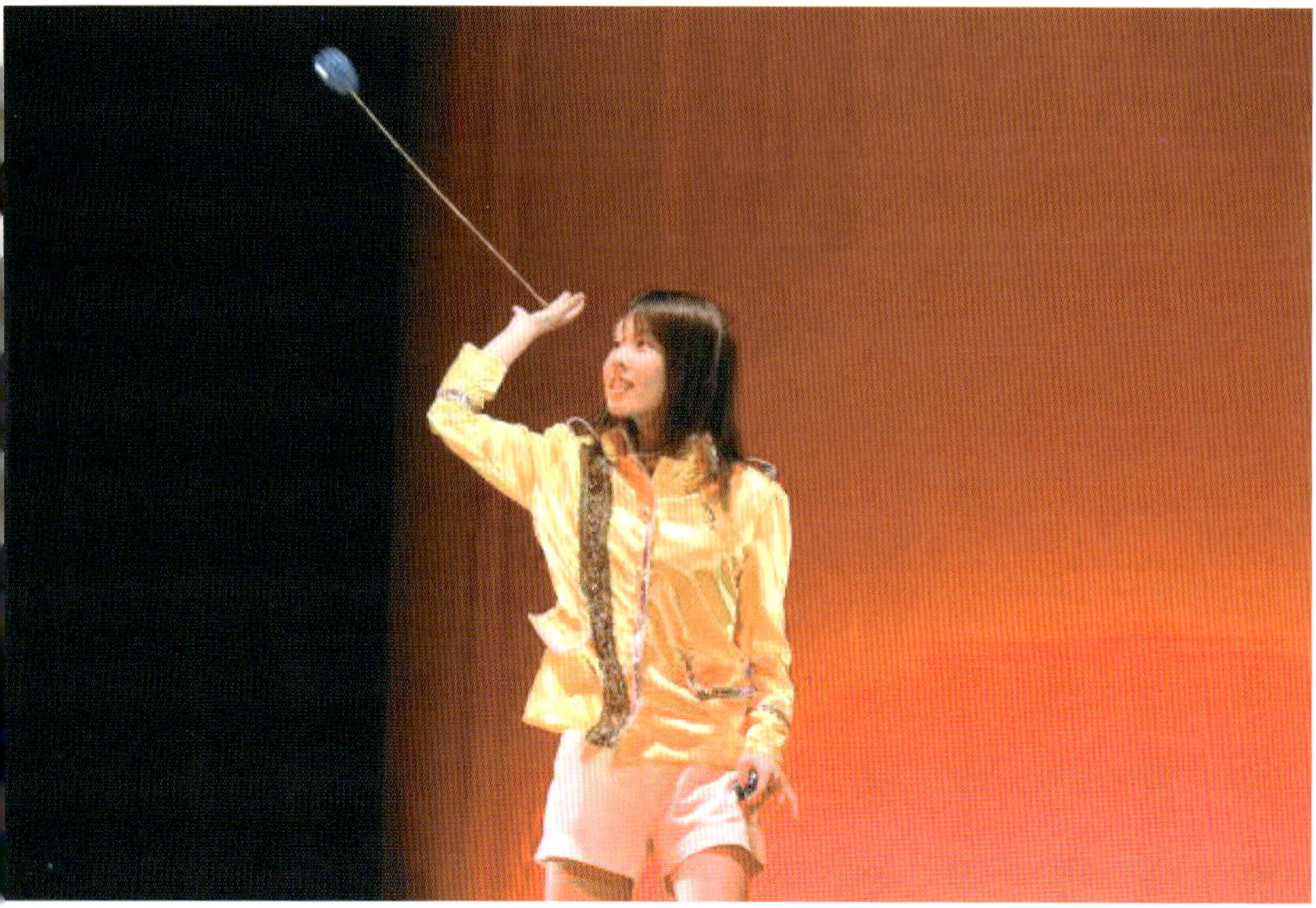

病をのりこえヨーヨーお手玉ダンスをする長命歩美さん。（本文 98 頁）

出版に寄せて

池見葉満代

「ヘルスアートクリニックくまもと」の中原和彦院長先生の、命ふれ合う診療をいただき、吐く息を目にし、身体呼吸ヘルスアート医療の数々に触れてきました。全身の血流は脳の緊張を安らげ、いつしか楽しみ、全身の心地良き解放感に包まれてきました。

ヘルスアート理論の実践により、病を越えて、新たなる息吹きと共に、本来の自己を得た慶びは筆舌に尽くしがたく、そして、感謝の想いにつづられてきました。

患者さん自身による自己分析であり、真の一端がこの度、「ヘルスアート医療体験集」として出版されました。中原先生の数々の身心医療の実際（ヘルスアート医療と健康法）が広く社会的に響き渡る新書と、主人の慶びの想いと合わせ感じ入りおります。

まさに幸せの医学、自己調整法の道しるべと拝し、私自身九十歳にしてなお、息吹く（生吹く）身の限り、中原先生主催のヘルスアート研究会に捧げてと存じおります。

まさに中原先生ご自身のご人徳と芸術性の本態にして、ヘルスアート療法、健康法はあり、確実なるご成果がこの出版にあると思えば、すばらしいお後継ぎを得、他界した主人は安堵していると思います。池見酉次郎の研究の今日の成果に感謝の意をお手紙に残し、主人の影として私は命ある限り、参加献じさせていただきたく存じおります。

はじめに

ヘルスアートクリニックくまもと院長　中原和彦

ヘルスアート体験集がこのように早く出版できるとは、今年の初めまで思ってもみませんでした。ヘルスアート理論の基盤は大変すばらしく、それは、九州大学心療内科の初代教授池見酉次郎先生が奥様の体験を通じて考案された理論です。私は、その理論を診療の場に応用できないかと、試行錯誤しながらさまざまな方法を利用・応用して、準備を重ねながら、ようやく外来診療のクリニックとして創り上げたのが「ヘルスアートクリニックくまもと」なのです。

「ヘルスアート理論に基づいた診療での、患者さんたちの体験をまとめて出版されませんか?」と度々口にされていたのが実は池見酉次郎先生の奥様（池見葉満代夫人）なのです。それは奥様自身が、ご自分で「調息・調身・調脳から芸術」のヘルスアートを実践され、その素晴らしさを体感されていたために、当方で主催してきたヘルスアート関連の講座やイベント（研究会、芸術祭など）において、患者さんたちの体験発表を拝聴されて、その都度、感動されていたからだと思います。

今年になって、葉満代奥様が九十歳になられるとお聞きして、急に体験集をまとめようという気になったのです。大急ぎで、今までの体験談の中から選んだので、充分満足いくものではなく、まとまりがないかもしれません。しかし、ヘルスアート医療がどのようなものかの一端は窺えるもの思います。

池見葉満代奥様に体験集を出版しますので、出版に当たって言葉をいただきたいとお願い申し上げましたら、快く原稿をいただきました。大変光栄に思いますと共に厚く感謝いたします。

葉満代奥様は、ヘルスアート医療・ヘルスアート健康法の産みの親でもあり、今後、ますますご健勝で、長生きしていただき、後輩たちのご指導をお願い申し上げます。

二〇一三年四月二十日

病から幸せの道へ◉目次

精神疾患からの脱出……83

難病と闘う……111

ヘルスアート医療とは

なぜヘルスアート医療なのか

ヘルスアート医療への出発

二十九年前、産婦人科診療において、「心」が大切であることを、ある患者さんの臨床経験から気づかされました。そして、九州大学心療内科教授池見酉次郎先生の著書を読んだり、心身医学会に入会して勉強したり、臨床成績の発表を重ねてきました。それと同時に病院内に毎月一回「健康講座」を開設し、脳の働きを中心にした心身相関の講義を患者さんたちにしてきました。

病院内で心と体の健康講座を四年ぐらい行ってきた頃、病院の改築で健康講座が院内でできなくなりましたが、患者さんたちの情熱とボランティア精神のお陰で、健康講座は院外へと進出し、対象も、患者さんだけでなく一般の方々へと広がっていきました。名称も

「健康講座」から心身の健康だけでなく、生きがい感や幸福感を味わっていただきたいという願いから「健康幸福講座」へと変更し、約二十年間、毎月一回の開催をつづけてきました。

そして、二〇〇五年、ヘルスアートクリニックくまもとを開業してからは「ヘルスアート生きがい講座」と名称を変更して現在、講座回数は約三〇〇回と歩みを重ねているところです。

思い返せば、一九九五年八月の健康幸福講座一〇〇回記念には池見酉次郎先生に「二十一世紀に向けての健康幸福学」と題して特別講演をしていただきました。その頃に池見先生が出版された本が『ヘルスアート入門』（創元社）です。

その後も池見先生には講座に来ていただいたり、学会で直接いろいろ教えていただいたりと、大変ご懇意にしていただきました。ある時は池見先生が学会で特別講演が終わった直後に、講演の時に使用されていたご自身の英文の著書にサインをされて私に直接手渡しでいただいたこともあります。

心身医学の歩みは「心から体へ」の時代から「体から心へ」の時代（主として行動療法の時代）へと進んできました。つまり現代のスピード時代に即応して心身医学から身心医学へと大きな転換の時代へ突入しているように思います。池見先生も「これからの時代は行動療法の時代だから、君も今度新しく自分が作る『日本行動医学会』に入会しないか」と言われ、池見先生のご推薦で入会させていただきました。

池見先生が創られた「ヘルスアート」の理論とシステムは正に「体から心へ、そして、心から体へ」の基礎づくりだったように思います。池見先生は、特に晩年にはヘルスアート理論に基づく医療システム（調息、調身から調脳、調心へ、そして、自己表現へ）の順序が大切であると叫ばれていたのです。

しかし、池見先生の説かれるヘルスアートの理論を医療の現場に応用することは大変困難に思えました。本来、このヘルスアートの概念は池見先生の奥様の実体験から生まれたもので、自彊術《じきょうじゅつ》という調息、調身の健康体操で先ず脳を整え、その後にアート（芸術）としての日本舞踊によって病気から解放されて、元気になられたという体験が基礎になっているわけです。

調息、調身によって、先ず脳の基礎部分を整えてから、アートによって真の自己表現の練習をすることは大変脳の働きに沿っていると思います。

つまり、脳の働きは自然の子として生かされながら、社会の子としてたくましく、うまく、よりよく生きていくように本来創られているからです。

病気の出口より健康の入口、そしてヘルスアートへ

しかし、この素晴らしいヘルスアートの概念をいかにして診療の場で患者さんに理解していただき、実践していただくかということが、次なる大きな壁となったわけです。

池見先生ご自身もそのことで失敗例があったそうです。ある患者さんが池見先生のご高名を聞きつけて受診されたそうですが、その時に先生は自彊術を先にする必要があることを説明して、自彊術教室に行くように勧められました。患者さんは「自分はせっかく高名な池見先生によって病気を治してもらえると期待してきたのに、自分自身がこんな体操をするなんて……」と言われて大変腹を立てられ、さっさと帰って行かれたそうです。

もう、読者の皆さんはお気づきでしょうが、従来の医療からヘルスアートの医療に患者さんの意識が転換されるためには一工夫も二工夫も必要なのです。そのポイントの一つが「病気の出口探しより健康の入り口さがしを一緒にすること」であり、「診療の主役を医者から患者に変えること」が必要なのです。それから「脳を整えることを最優先すること」です。

私は約十年前に診療の現場に「ヘルスアート科」と呼ぶにふさわしい「ヘルスアート医

療」を展開してきました。その結果、池見先生の予見通り、ヘルスアート医療が多くの患者さんたちを救うことができることを目の当たりにしてきました。いや、現代のようなスピード時代には、スピードのある救済力を持った「ヘルスアート医療」が望ましいと痛感したのです。

ここで、強烈な印象を受けた一症例を簡単にご紹介しますと、福岡県のある神経内科に五年間通院していた患者（Meige症候群……両眼瞼けいれん）が紹介状を持って来院されました。つまり、五年間薬を服用してきたが治らなかったので、郷里の熊本にて治療しようと来院されたのです。

私は池見先生が推奨されるヘルスアート医療に基づいて治療を開始しました。そうしたところ、わずか一カ月でいとも簡単に治ってしまったのです。私の方がビックリでした。そして、この症例は本著の体験談の一つとして本書に収録させていただきました。このような症例が他にも多数現れてきたのです。

今後、ストレスにて脳が疲れたり、バランスを崩したりして、心や神経を病む人が多くなることが予想されますが、従来の保険診療の枠内では対処できない患者さんも多くなるのではないでしょうか。我々医師は本来、患者さんたちの治療のみならず、健康に目を向けた医療を心がけなくてはならないのではないでしょうか。

ヘルスアート医療を理解するためにはヘルスアートの治療を受けた患者さんの体験を多く知っていただくことが大切だと考えて、本著の出版になったわけです。

次の症例はヘルスアート医療の初期の頃の典型例ですので、読者の皆様方にヘルスアート医療を理解していただくために、まず、本人の言葉で記載させていただきます。


これまでいろんな病院を渡り歩き、「適応障害」といわれたこともありました。抗うつ剤を飲むと一時的に調子は良くなるものの、根本的には何も変わらず、かえって落ち込みを増すだけ。もうこのうつという病気には勝てない、私には生きている価値がない、ずっとそう思っていました。それがティッシュペーパー呼吸法を実践したお陰で、生きる希望を取り戻すことができたのです。

最初は「呼吸」と言われてもピンと来ず、ヘルスアートがいかなるものなのかも全く分かりませんでした。その上、何かに期待することもできないほど落ち込んでいました。しかし、「必ず治ります」という先生の言葉を信じ、初めて中原先生に会ったその日、帰ってすぐにハンガーで呼吸器を作りました。そして、二週間、三週間と呼吸法をつづけるうちに、初めはきちんと上がらなかったティッシュペーパーがきれいに勢いよく上がるようになってきました。

ティッシュ一枚を上げる、たったそれだけのことができず、それを達成したときの喜びはとても大きなものでした。

「絶対にできない」と決めつけていた片手お手玉も、毎日練習してできるようになりました。同時に、無気力だった心がやる気を取り戻し、みるみるうちにうつ症状が回復しました。

それまではずっと家の中に閉じこもり、人と会って話すのも怖かったのに、病院に通い初めて一カ月後にはもう自彊術の教室に参加させていただき、周りの皆さんと励まし合いながら、ヘルスアートの階段を一歩づつ上がっていきました。

笑うことを忘れ、泣いて死にたいと訴えていた、あんなに苦しかった病気をのりこえられたことは、私にとって奇跡のようでした。実際に自分が主役になって病気を治そうと努力したからこそ、ここまで元気になることができたのだと思います。自分が頑張ったからこそ元気になれたのだと思うと、心の中が自信と光で満たされていくような気がします。

ヘルスアートは一人ひとりの患者が主役です。それと同時に中原先生というコーチがいるからこそ成り立っているものです。先生の言葉に反発し、もうやめてやると思ったこともありますが、先生を信じて付いてくることができ、本当によかったと思います。

中原先生は私にたくさんのことを教えてくださいました。その中でも強く印象に残っているのが「足るを知る＝知足」という言葉です。私は先生とヘルスアートのお陰で、ありのままの自分、ありのままの家族、ありのままの現実を受け入れることができるようになりました。そして、愛することと感謝することの大切さを学びました。私はうつになったことに感謝したいと思います。

病気になる前の私は、自分の物差しで周りや自分を測り、物事に不満ばかり抱き、完璧主義で自分に厳しく、人と比較しては自分をいじめてばかりいました。いい子でなければ、人に好かれなければ生きている価値はないのだと思い込み、がむしゃらに頑張りすぎました。そして頑張れなくなるとすぐ問題から逃げてしまい、後ろに退くザリガニ型の人生を歩んでいたのです。

思い返せば、元々うつになる要素をたくさん持っていたのだと思います。うつになってヘルスアートにめぐり会ったおかげで、間違った道から本来の「生かされて生きる道」へと帰ることができました。

このヘルスアート医療がもっと広く世の中に知れ渡り、私のような心の病を持った人々が「健康の入口」を見つけられることを切に願います。私がここまで元気になれたのは中原先生は勿論、周りで支えてくれた家族や友達、病院で出会った皆さんのおかげです。本当にありがとうございました。今月末からまた環境が変わります。これからも感謝すること、謙虚な心を持つことを忘れず、心の癖と上手く付き合いながら頑張っていこうと思います。

ヘルスアート医療の実際

ヘルスアート医療には主として次の八段階があります。

一、自分が主役である。
二、病気の出口より健康の入口を探す。
三、脳を整える。
四、自己表現の練習。
五、今を生きる練習。
六、認知の歪み（心癖）に気づき修正する。
七、ふれ愛（コミュニケーション）能力を高める。
八、健康的死生観

多くの患者さんがこの八段階を順序よく一所懸命に実践されることが大切であり、特に六番目の認知の歪み（心癖）に気づき修正する、が患者さんたちのその後の再発か否かの鍵を持っているのです。

ヘルスアート八段階はどれも欠かすことのできない大切な段階ですが、特に第三段階の「脳を整える」ことが最初の段階で重要です。

脳を整えるためには調息、調身、調五感などがありますが、調息には私が考案した「ティッシュペーパー呼吸法」を、調身には「膝の上下運動」や「自彊術」を行っています。自己表現や今を生きるにはお手玉や絵画、音楽などを、そして、最も困難な第六段階「心癖に気づき修正する」へと移行していくのです。

私が診療で行っているヘルスアート医療を簡単に要約しますと、少なくとも、以下の三つが基本になると思います。

一、自分が主役で脳を整える。
二、脳を整えてから自己表現をする。
三、自己表現をしながら自分の心癖に気づき修正する実はお手玉には以上の三つの効果が期待できると思っているのです。

ヘルスアート医療は当初、ストレスによる心身症などの不定愁訴を対象に進めてきましたが、最近では救急ではない、あらゆる病気に応用できるのではないかと考えています。したがって、ヘルスアート医療を患者さんに実践していただくことで後述するような色々な病気（難病を含む）が自然に治癒していくことも稀ではありません。

数年前、九州大学病院内で医療関係者を対象に、ストレス対策としてのヘルスアートの役割について講演する機会がありました。ヘルスアート医療の症例やヘルスアート医療の具体的な実践方法をお手玉などを使って分かりやすく説明したところ、受講後のアンケートではヘルスアート医療は大変素晴らしいとお褒めの言葉が多く、中には病気になったら中原先生にぜひ診てもらいたいなど、ユーモアのあるアンケートもあり、大変光栄に思うと共に、ヘルスアート理論の生みの親でもある池見酉次郎先生に何らかの恩返しができたのではないかと大変嬉しく思ったものです。早速、池見先生の奥様（葉満代夫人）にご報告しましたら大変喜んでくださいました。

ヘルスアートクリニックでは生かされ感、愛され感の誘導とスピリチュアルな人生観の確立の支援を、後述のヘルスアートカプセルなどを利用して行っています。詳細については拙書『医者がすすめる「よい生き方、よい死に方」』（海鳥社）などをご参照ください。

以下に患者さんのヘルスアートカプセル体験の一部を披露いたします。

私は離婚が引き金で過食症と極度のうつ状態となり四年半前に中原先生の元を訪れました。……（省略）……この四年半の間、中原先生のご指導をいただきながら、呼吸法、自彊術、お手玉、絵画、アロマなど中原先生が勧めることは一通り行い、同時に自分の心の癖に気づき、それを修正していく「認知の歪みの修正」を行ってきました。「ヘルスアートクリニックくまもと」だからこそ体験できたことを主に話させていただきます。

ヘルスアートクリニックの治療の一つにヘルスアートカプセルがありますが、その中に入り、目を閉じ、力を抜き、身をゆだねているとある情景が見えてきました。

私は空を泳ぎ、小さな穴に引き込まれるように入っていき、その穴を抜けると、とてもまぶしい光の中にたくさんの人が楽しんでいる光景が見えてきました。

その次の穴を抜けると今度は私一人が無邪気に草原の草花と戯れて遊んでいました。

突然まるでマリア様のようにとても優しそうで、穏やかで暖かみのあるとてもきれいな女性が空から現れ、私を優しく包み込むように抱きしめこう言いました。

「あなたには純粋さを与えました。誰にも負けない純粋さを私はあなたに分け与えました。辛かったでしょう、苦しかったでしょう、でもあなたは逃げずによく頑張っている、それは私が一番良く知っている、大丈夫、私がいつもあなたを守っている」と言いました。

……（省略）……これは作ろうと思っても作れない世界だと思いました。そしてこの不思議な体験は一度だけではなく、ヘルスアートカプセルに入る度に守護天使様からメッセージをいただいたり、光を見たり、さまざまな形でメッセージをいただいています。

最近では自分の誕生の瞬間を見ました。

私はやけに小さくなっていて暗くて細いトンネルのようなところを、小さいからだにも負けずに、たどたどしくもゆっくりと進んでいました。突然まぶしすぎるほどの光を浴びました。私はこの時、私の誕生の瞬間だとすぐに分かりました。その次に赤ん坊の私をとても愛おしく喜んで一緒に遊んでくれている父の姿が見えてきました。私はこの光景を実際に見たことで、私は間違いなく愛されていたんだということを確信しました。

私の心の癖（心の傾向性）の一つに淋しがり屋で、他者からの愛を感じておらず愛を求めてばかりいました。しかし、「果たして本当に私は誰からも愛されていなかったのだろうか」と考えた時、両親や姉の愛なしでは、私は今日まで生きているわけがないと思いました。また、肉親だけではなく、たくさんの方や生物や食物、自然、宇宙の恩恵を受け、愛をいただいているから、私はこうやって生かさせていただいているということを感じ取れるようになりました。

今ではこれらの恩恵に感謝して、私に何ができるかを考え、求める愛から与える愛の実践に務めています。それに今回の体験で、いつも私を守ってくださっている存在を感じ「一人でいて一人ではない」というのを強く感じました。

私と同じく、全国の摂食障害で悩んでいる方がこの「愛されていることを感じながら自分からも愛を出していく」ということと「一人でいて一人ではない」ということを本当に感じとることができたのなら、一人でも多くの方が救われるのではないかと真剣に思っています。また、そのような方が増えていくのを願っています。

この患者さんの他にも、体験集のなかで紹介されますが、体外離脱の体験や前世、過去世（行ったこともない外国での生活）の体験など、十数例の体験者があります。読者の皆さんはどのように考えられるかは自由ですが、そのような認識を今まで全く持たなかった患者さんの体験としてとらえると、大変興味深い真実が見えてくるのではないでしょうか。

妊娠・出産、育児の課題をのりこえる

うつ病を克服し、結婚・出産・子育てへ

二十代後半　園　佳子

うつの発症

私が、ヘルスアートに出会ってから、六年がたちました。私は、うつ病になり、当時、中原先生のお勧めだった病院に通院するようになりました。そして、先生にアドバイスをいただきながらヘルスアートを実践するうちに、うつ病がよくなるだけでなく、結婚、出産、子育てと、私の人生は劇的に変わりました。

私は、うつ病になる前は、留学をしていました。留学先で、ある日、突然めまいや過呼吸を起こしました。それからは一日に何度もめまい、過呼吸で倒れるようになり、学校に行けなくなりました。仕方なく帰国しました。

帰国して、精神科に通うようになってからうつ病だと知りました。病院に通院しても、

どんどん症状はひどくなり、次第に不眠になり、食べたり吐いたりを繰り返すようになりました。そして、タバコをすったりお酒に逃げたりと、とにかく自分の体をいじめることばかりするようになりました。

ヘルスアート療法との出会い

そんな、私の変わり果てた姿に、両親はとても心を痛めたそうです。そして、私を何とか救わなきゃ、と悩んでいたそうです。そんな時に、家の近所の方に中原先生を紹介していただいて、当時、先生がお勤めだった病院に通院するようになりました。

ヘルスアートのことを全然知らなかったので、先生に呼吸法や、お手玉を教えていただいても、これ何、うつの治療なのに、私が何でこんなことしなきゃいけないの、という感じでした。まさか、呼吸法やお手玉でうつが良くなるなんて、微塵も思っていませんでした。

けれども、両親がとても協力的で、一緒に呼吸法やお手玉をしてくれたので、ヘルスアートを実践することができました。今思い返すと、ヘルスアートを信じていない私が、通院し続けられたのは、中原先生が私の話を親身に聞いてくださったからだと思います。

最初は、全然、ものも言えなかった私の話を辛抱強く聞いてくださいました。時には、叱られもしますが、どんな時でも、真剣に指導していただきました。

しばらくたつと、中原先生がヘルスアートクリニックを開院されました。私の実家は人吉です。先生が熊本の中心地に開院されたので、とても通院がしやすくなりました。それで、頻繁にクリニックを受診できるようになりました。すると、みるみる症状はよくなりました。

当時の記憶があまりないのですが、たぶん、半年くらいで、うつの症状が消えたように思います。精神科では、治るのに最低十年はかかるといわれていたので、びっくりです。そして、アルバイトも始めることができました。

当時の私は、とてもプライドが高く、アルバイトは仕事じゃないと思っていました。けれど、中原先生から、「仕事をするということは、お金をもらいながら、ヘルスアートの実践ができるということだよ。お金をもらって勉強ができるなんて、こんなにありがたいことはない」と教えていただきました。

最初は、そうは思えませんでした。けれど、先生にアドバイスをいただきながら、仕事をするうちに、本当にその通りだ、と感じるようになりました。その、バイト先は、休みも自由にくれて、ヘルスアートの勉強もしやすいし、一生、ここで働けたら、私は、幸せだと思うようになりました。

結婚、妊娠

そう思って過ごしていると、結婚のお話をいただきました。その時、「なぜか、彼氏もいないのに、結婚したいなぁ」と思っていたので、相手が誰か知る前に、「結婚する！」と思いました。会ってみたら、今の主人でよかったです。

今でも、時々、主人は、「佳子は相手はだれでもよかったのかよお」なんて、冗談を言っています。

結婚して、まもなくして、赤ちゃんを授かりました。先生はもともと産婦人科の先生です。ヘルスアートクリニックには妊娠中に受診できる、「よきママ外来」っていうのがあります。私も、そのよきママ外来を受診しました。先生から妊娠中の過ごし方が大切だと教えていただいて、先生にアドバイスをいただきながら妊娠期間を過ごしました。

中原先生に呼吸法、開脚運動、対話ノートを教えていただき、指導をうけながら練習を始めました。今は、妊娠中にエコーで見ると、胎児の性別が分かるようになっています。でも、もし親が性別を聞いた時にがっかりすると、赤ちゃんはちゃんとそれを知って、とても悲しむから、聞かない方がいいよ、と先生に教えていただき、生まれてからのお楽しみにしました。

まず、呼吸法ですが、腹式呼吸で、最初は二十回連続でできるように、臨月の頃には三十回連続でできるように徹底して練習しました。トイレに呼吸器を置いて、入るたびに呼吸法、リビングでも呼吸法という感じでやっていたので、一日に十セットはやっていたと思います。

中原先生に赤ちゃんは生まれる時は、半分、首を絞められてるように苦しみながら生まれてくるんだよ。呼吸法をすると赤ちゃんにも酸素がいって赤ちゃんの苦しみもやわらぐよ、と教えていただいていたので、赤ちゃんのためだと思うと、さぼらず必死に練習できました。こんなに一所懸命練習したのは、妊娠してからですが、呼吸法は時間もかからないでお手軽にできるので、普段は怠けがちの私でも、嫌になることはありませんでした。

次に、足の開脚運動です。私は元々体が硬く、開脚は苦手なのですが、これも時間がかからず、お手軽にできるので、毎日練習できました。おかげで、はじめよりは随分柔らかくなりました。

対話ノートで赤ちゃんと対話する

そして赤ちゃんの気持ちが分かるように、赤ちゃんとママの役になって、ノートにつづる「対話ノート」というのがあります。赤ちゃんはしっかり耳が聞こえていて、私と主人が喧嘩をすると、赤ちゃんが嫌がって、おなかが張ったりしていました。そんな時に、赤ちゃんにごめんね、教えてくれてありがとう、と語りかけると、おなかの張りはなくなりました。この「対話ノート」（編者注　この対話ノートは、平成三年第三十回日本心身医学会九州地方部会において「胎児と母親の『対話ノート』作成の試み」として発表）のおかげで、ついつい自分のことばかり、考えて過ごしがちな私が、赤ちゃんのことを思いやりながら妊娠中は過ごすことができました。

さて、対話ノートを書き始めた時に、赤ちゃんにお腹の中での名前をつけて対話すると愛情が湧きやすいよ、と教えていただきました。主人に話すと、「じゃぁ、希望ちゃんにしよう」とすぐに名づけてくれて、「きぃちゃん」と呼びながら対話を始めました。最初は何を話しかけていい分からず「元気にしてるね？」が初めての会話でした。

先生に赤ちゃんはみんなお母さんを選んで来てくれる、と教えていただいてから「私をあなたのママに選んでくれてありがとう」と伝えました。それからは、時々ありがとうを伝えるようになりました。つわりも、先生にあかちゃんは天使だから、お母さんも天使の心でいれば、つわりはないよ、と教えていただきました。きぃちゃんと対話をすることで、できるだけ天使の心でいれるように、と心がけることができ、ほとんど、つわりもありませんでした。

中原先生に「きぃちゃんには、音が全部聞こえているし、思いも何もかも筒抜けだよ、生まれてきてからも何もかも覚えているんだよ」と教えていただきました。きぃちゃんが動くようになってからは、きぃちゃんが動いたり、お腹の張り具合で、私の語りかけや思いに反応してくれていました。きぃちゃんには、全部分かってるんだなあ、子育ては赤ちゃんを授かった時から始まるというのは本当だな、と実感しました。

その対話ノートを通して、きぃちゃんから色々なことを教えてもらったのですが、その中のいくつかを紹介します。

きぃちゃんは、私が、主人の不足を思ったり、自分の思いにとらわれて文句を言うと、「ママ居心地が悪いよ！」とでもいうように、激しく動きます。それに私が気づき、きぃちゃんと主人にごめんね、というと「やっと分かったか」という感じでピタッとおとなしくなっていました。おかげで以前より夫婦が仲良く過ごせました。他にも、私が言うべきことを言わなかったり、人にいらん気を使ったり、心配したり、動揺したりするのも嫌がっていました。お腹にいる時から、私に、ママはもっとこうしたらいいよと、教えてくれていました。

おかげで気づきたくなかった心癖にも気づき、修正するよう努力するようになりました。きぃちゃんのおかげで以前はなかった勇気までもらった感じです。

もう一つおもしろかったのが、先生の講演になると、決まって起きて動いていました。親の私にしっかり勉強してね、と言ってくれてるようでした。

こんなふうに対話ノートのおかげで、自分勝手な私が、妊娠中、きぃちゃんの気持ちを考えて過ごすことができ、そのおかげで、私が向上するチャンスもたくさんいただきました。

いざ、出産ですが、準備してきた、呼吸法、開脚運動、対話ノートが全部役に立ちました。

まず、呼吸法ですが、これがびっくりで、陣痛の痛みがありませんでした。痛いのが当たり前だと思いこんでいましたが、陣痛の波が来た時に腹式で呼吸法をすると、すーっと波が引く感じで痛みが全くおこらなくって、こんなことがあるのかと目からうろこでした。

助産師さんも「こんなお産は初めて見た。中原先生のおかげよ。しっかり感謝しなさいよ」

とびっくりされるほどでした。

足の運動のおかげで、子宮口が開くのがかなりスムーズで、助産師さんのお見立てよりも、時間がかからず随分早く、きぃちゃんは生まれてきてくれました。他にも、分娩台では足を開脚したままでお産するのですが、運動のおかげで、ずっと足を開脚したままでも、平気で、リラックスして出産にのぞめました。

そして、対話ノートです。先生にお産中にきぃちゃんと対話しながらお産できたら最高だね。とアドバイスをいただいていたので、「出産の時は対話しよう！」という意気込みでした。呼吸法や足の運動のおかげで、リラックスできていたので、きぃちゃんのことを思いやって対話をする余裕がありました。一番大変なのはきぃちゃんだ。とも教えていただいていたので、私が自分のことばっかり考えている場合じゃないという感じで、お産中は「きぃちゃん、ママもきぃちゃんと一緒にがんばるからねぇ」と語りかけたり、「どうかきぃちゃんの応援よろしくお願いします」と祈ったり、きぃちゃんを励ましたりしてすごしました。

この時は、私はきぃちゃんのお手伝いをさせてもらってるという思いでいっぱいでした。きぃちゃんのがんばりのおかげで、出産の時は元気に生まれてきてくれ、「きぃちゃん、よくがんばったね、すごいねぇ！」という言葉で、きぃちゃんを迎えることができました。

夫婦でどっちでもいいように、男の子の時、女の子の時と名前をそれぞれ考えていたのですが、女の子の名前ばかり浮かび、男の子の名前はとうとう浮かばないままでした。そして、きぃちゃんが「私は女の子よ」とお腹の中から教えてくれてたのかな、と思います。そして、きぃちゃん改め、美しい月の夜に生まれたので、美月と名付けました。

いよいよ子育てです。当たり前ですが、お腹の中にいるのと、出てくるのではやっぱりわけが違います。

さて、美月にいい気づきをさせていただいたことがあります。対話ノートのおかげで、母乳もでて、美月は健康そのものに、まるまる太っているのですが、ある日、あまりにおっぱいを飲むので、「もしかして、おっぱい足りないのかな?」と心配をしました。

前もって、母乳は愛情そのものだ、と聞いていました。この時に、私は愛情のつもりで美月の心配をしているつもりでした。しかし、自分が愛情不足だと思われたくないと、自分にとらわれて面子《めんつ》ばかり心配して、美月のことを忘れていたのです。愛情ではありませんでした。

その時、美月に「ごめんね、ママ、自分のことばかり考えて、あなたのこと考えていなかったね。本当にごめんね」と語りかけると、ニコニコ上機嫌になりました。子は親の鏡と聞きますが、その通りだと思います。

美月を泣かせるのが怖くって、泣かせきらずにいました。先生に美月は泣くくらいしか運動がないんだから、泣かせていいんだよ、と教えていただきました。泣く美月を見るとかわいそうでたまりませんでしたが、おっぱいでも、うんち、おしっこでもない時は泣かせてみました。すると、上機嫌で、夜に寝るのも上手になりました。何が美月にとって本当にいいことなのか分からないなぁと、つくずく思ったことでした。泣かずに寝た日はわざわざ起きてまで泣いているので、美月の大事な運動なんだ、と実感します。

先ほど、赤ちゃんはお腹の中で聞いたことを覚えてる、と言いましたが、これも体験させていただきました。ヘルスアートを美月がお腹にいる時もやっていたので、「みかんの花」や「チューリップ」は、何度も歌った歌でした。美月をつれクリニックに行き、診察を受けている時に、「みかんの花」を歌うのですが、ずーっと泣いていたのがその時だけ、泣きやむんです。歌が終わると、また泣きます。何度も聞いた歌なので安心するんだと思います。他にも、ベビーシートに乗せる時に大泣きしていました。おろすわけにはいかないので、チューリップの花と私がつくった美月の歌を歌うと、泣きやんで眠ってしまいました。

また、中原先生の講演になると、起きて聞いていたり、夫婦がぎくしゃくすると落ち着かない様子だったり、と、お腹にいる時と同じ反応をします。最近は私が主人に愚痴を言うと、主人が「ほら、俺たちが仲良しじゃないから美月が泣きよるじゃないね、はい、言いたいこと言って、仲直りしよう」と、言ってくれます。主人もよく言ってますが、私たち夫婦にとって美月はかすがいです。

心の癖に気づく

私は出産後にヘルスアートをさぼったので、一度体調を崩しました。また、ヘルスアートをやるようになると、元気になりました。やっぱり、ヘルスアートってすごい、と思って、より真剣に取り組むようになりました。

ヘルスアートのひとつに左手で絵を描くのがあるのですが、それもはじめました。左手で絵を描くので、うまく描かなくてよいです。それに、中原先生から何を描いてもいい、と言っていただいたので、今でも、趣味の感覚で飽きずに描き続けています。この左手で絵を描くことが、私には、とても合っているようで、心癖の対策にとても役立っています。私には、比較癖や、完璧症、心配性などなど、たくさんの心癖があります。その中でも、比較が得意です。得意だけれども、いつどんなふうに比較しているのか、分かりませんでした。それが、左手で絵を描き続けるうちに、だんだんと自分が見えてきました。すると、

「こんなところで、比較していたのか！」と気づけるようになってきました。私が偉そうに人をより分けていること、自分が一番愛されていないと気がすまない性格と気づくことができました。

これも、ヘルスアートを実践していたからこそ、気づけたし、認めることができました。これからも、心癖への取り組みを、左手で絵を描くことを楽しみながら、続けていければ、と思っています。

自分が主役で努力する

今、生きているだけで、感謝です。時々、この感謝を忘れてしまいますが、その時は、先生に指導してもらって、軌道修正をします。

私がヘルスアートを実践して、何よりもうれしいのは、自分が主役で努力するうちに、自分が変わっていくことです。

うつになる前は、何に対しても、とにかく、マイナス思考で、自分は駄目だと思い込んでいました。すぐに落ち込むし、なかなか立ち上がれません。無理して、表面だけは平気な顔をして過ごしていました。そんな理想と現実にギャップのある自分が、とても嫌いでした。自分をごまかして生きているように感じていたのです。けれど、性格を変えるのはとても難しく、私は変わることはないだろうと思っていました。

しかし、うつになってヘルスアートを実践するうちに、以前は嫌いだったありのままの自分を、受け入れられるようになってきました。以前は、人にしてもらうことばかり考えていました。周りに愛を求めてばかりだったのです。そんな私が、結婚して、主人への与える愛、そして、娘への育てる愛というふうに、愛の勉強までさせてもらえるようになりました。

最初は、ヘルスアートをわけも分からぬまま、変わった先生もいるもんだぁ、なんてくらいで、始めましたが、いつの間にかヘルスアートの魅力にはまっていました。そして、実践すればするほど、ヘルスアートの素晴らしさや深さを実感します。ヘルスアートと、私を辛抱強く指導してくださる中原先生には、本当に感謝です。せっかく、ヘルスアートアドバイザーの資格をいただいたので、これからは、少しでも多くの方に、ヘルスアートを伝えていきたいです。

産後うつ、幼児虐待などで悩む方へ

三十代中頃　新丸忠子

赤ちゃんがうとましく思えて

私は現在三十代の主婦です。夫と六歳になる男の子と三人家族で暮らしています。今は本当に毎日が楽しく、子どもや夫と笑いながら食事をしたりゲームを楽しんだりと、にぎやかに暮らしていますが、三年程前までは本当にひどい母親、妻であり、家庭はめちゃくちゃでした。

子どもが生まれた時は本当にうれしく、自分は世界で一番幸せな人間だと思いました。ところが、産後の入院中から体調や気分がすぐれなくなり、見舞い客がうっとうしく感じられ、涙が出たりするようになってきました。退院後、実家に里帰りしたのですが、退院したその日の晩に、泣き止まない赤ちゃんがうとましくなり、やわらかい布団の上にわざと落としました。赤ちゃんが、自分の自由を奪う足かせと感じてしまい、全く可愛いとは思えず、物を扱うように世話をしていました。毎日、泣く赤ちゃんにイライラし、殴ってしまいそうになるのを抑えるのに、ただただ必死でした。

不安と同時に、怒りの感情も強く、自分でどうしても抑えることができず、子どもに暴言を吐くことも度々でした。泣き叫ぶ子どもの横でキレてしまい、子どもを叩く代わりにグーで廊下の壁をガンガン殴り、一緒になって泣いたこともあります。寝かしつけは、泣く子どもを無視することにしていました。子どもは泣き疲れて寝るのですが、それが一番早い寝かしつけだと思っていました。

母である私に、愛情をかけてもらえずに育った我が子は、三歳になっても自分の名前すら言えず、おしゃべりもできず、人とコミュニケーションがとれない子どもになっていました。

言葉の遅れと、こだわりが強いことから、ますます私は我が子が育てにくいと感じるようになり、保健所のお世話にもなるようになってきました。

その頃、私の体調も最悪でした。下痢、吐き気、頭痛、扁桃腺は腫れ上がり、微熱が続き、原因不明の皮膚の湿疹、かゆみで体中を掻きむしるので、あちこちが血で滲んでいます。喘息もひどくなり、ステロイドを吸入する日々で、不眠にもなり、子育てどころか、家事もできないようになっていました。

ある日、とうとう下痢と嘔吐で立てなくなり、救急車で運ばれ、運ばれた先の病院でパニック発作を起こしました。後で分かったのですが、私はひどい産後うつ状態で、体調の悪さは不定愁訴と言うそうで、自律神経の乱れからきていたのです。

その時の騒動がきっかけで、心療内科に通うことになりましたが、薬での治療は体がだるくなるだけで、なかなか症状は改善しませんでした。

中原先生と出会って

そんな時に、ある方から中原和彦医師を紹介されました。女性の不定愁訴を治すのが上手という評判でした。私が知った時は、御幸病院でヘルスアート科というのを開設されてすぐの頃でした。

子どもをつれてさっそく中原先生に診ていただきました。

自律神経や脳を整えるためにハンガーにティッシュペーパーをつけた物を使った呼吸法を教えてもらい、先生から「健康になれば何でもできるからね」と声をかけてもらいました。

体調の悪さにとらわれ、周りに不平不満ばかりの私でしたが、その言葉で、自分が本当の健康になれば今の生活から抜け出せるかもと思い、やってみようと決意しました。

それから先生のご指導で、治療にお手玉も使い、うつの症状はどんどん改善され、体の不調も三カ月もしないうちに治まってきました。薬もどんどん減り、少し余裕ができた頃、初めて先生に子どものことを相談しました。

その頃の子どもには、ひどいこだわりがあり、テレビはNHK以外は一切見ず、チャンネルを変えると火がついたように泣き出す、服は綿一〇〇パーセント以外の物は一切着てくれない、新しい靴を下ろすたび、玄関で嫌がり大号泣、一時間は泣くので靴を下ろすのが苦痛と恐怖でした。

先生は私の話を聴き、「子どもに何かしてもらいたい時は『お願いします』、してもらったら『ありがとう』を言いなさい。あと悪いと思ったら素直に『ごめんね』と子どもにあやまりなさい」とアドバイスをされました。

その言葉をもらった帰り道、さっそく通院に連れてきていた子どもに、病院の駐車場で「病院についてきてくれてありがとう」と言ってみました。すると子どもが「いえいえ、どういたしまして」と言ったのです。これが、子どもがしゃべった初めての二語文で、そして、私が初めて子どもとコミュニケーションがとれた瞬間でした。うれしくて、その場で子どもを抱きしめて泣きました。その日、帰宅し、子どもの前で正座して泣きながら今までのことを詫びました。

「ママが悪かった、ごめんなさい」と言うと、子どもは「いいよ」と言ってくれたのです。子どもはしゃべれたのです。今まで、私が話しかけても反応がないことが多かったのですが、私が子どもの感情を出せなくしていたのだと、初めて気が付きました。

その後、先生のご指導で子どもと一緒にお手玉で遊んだりしながら、私のうつはどんどん良くなり、それと平行し、子どもの表情も明るくなり、こだわりもとれ、育てにくい子だと感じることも減ってきました。さらにうつが再発しにくいように、そして健康な体と心になれるように、自分の心の癖に気づき修正するということもしていきました。

子どもも笑顔が増えていき、親子関係、夫婦関係もどんどん良くなり、あんなに邪魔に感じていた子どもが、愛おしく、心の底から「可愛いー」と思えるようになりました。

今では息子は元気に幼稚園に通い、毎日マシンガントークです。子どもを毎日のように抱きしめて「あなたはママの宝物よ、ママの所に生まれてきてくれてありがとう、あなたのママになれて幸せよ」と伝えています。

幸いにも私は、良い先生に出会い、救われ、あの辛い生活から抜け出せました。今、虐待の悲しいニュースを見るたびに、私もあのままだったら、このニュースに登場していたのかもと思い恐ろしく感じます。

私はうつという病気は気分が沈むだけなのかと思っていました。産後うつという言葉も知っていましたが、産後数カ月でホルモンのバランスが元に戻ったら、勝手にしずまるものかなと思っていたので、産後数年たっている自分がうつとは思いませんでした。自分の体調の悪さは、それぞれの病気で、怒りは性格の問題だと思っていました。私のような体調の悪さ、不安や怒り、感情の起伏が激しく自分でコントロールできないのも、うつの症状の一つだったと後で知りました。

中原先生がよく言う言葉に「心でもって心を治すのは難しい」と言うのがあります。言葉で言われて心を治すのは難しいという意味です。いろんな相談に行った所で言われた「あなたは、少し神経質だから大らかにね」なんて言葉も、うつ状態の時には簡単にできる事ではなく、反対に落ち込みストレスが増すだけです。

私は幸いヘルスアート医療という自分が主役になり、脳を整え、自己表現の練習、心癖の修正をしていくという医療を受けました。

今まで、色んなサークルや集まり、児童館にも顔をだしましたが、うつ状態の時には、人と会うのはもちろん、出かける準備をするのも苦痛なので、私にはしんどかったです。

また、一見、うつの症状が治まったように思えても、うつになりやすい傾向は残ったたままなので、心の癖の修正までしないと繰り返してしまう事になると思います。

親が心も体も健康でないと、健康な子どもは育たず、健康な家庭を創る事はできないと体感しました。健康の大事さ、素晴らしさを身にしみて感じています。

ヘルスアート医療の奥深さ

「私は自分の身の周りの環境が一つでも変われば自分も変われるのだと思っていました。二十代で転職、結婚、出産、引っ越し、自分が変わるどころか身も心も疲れが増していき、不定愁訴に悩むようになりました。そんな私が二〇〇三年八月、中原先生とヘルスアートに出会いました。そして、自分の環境は変わらなくとも、自分を変えられるということを初めて体感しました。

まず最初に「自分が主役」という事と病気の出口ではなく「健康の入口」を探す事を教えていただきました。そして、病気の症状にばかりとらわれている私に「健康になれば何でもできるから」と声をかけていただきました。病気さえなくなれば、と思っていた私にとってこの言葉ははっとさせられました。この言葉を知ることで「自分の力で健康へ向かって歩いていこう」という気持ちが強く出てきました。

この言葉と同時にティッシュペーパー呼吸法とアロマを教えていただきました。最初はこれらをする意味など全く分からずスタートしました。初めの頃はティッシュも上がらないことが多く、毎日のように先生には指導していただきました。

なんとかティッシュが上がるようになった頃、頭痛、下痢、吐き気、喘息、皮膚のかゆみ、不眠、その他さまざまな不定愁訴がなくなっていました。

毎日、いつも息がつまった感じ、せっぱつまった気分を感じていたのですが、呼吸法したり、アロマをかぐことで無理なく一息つけれるようになったと思います。

その後、お手玉も教えていただき練習するようになりました。お手玉はさまざまなことを私に教えてくれました。玉に集中することで「今」というものを体感することが少しづつできるようになりました。これに「自分を信じる」という気持ちを付け加えることで長年悩んできた「確認グセ」も自然と収まってきました。頭が疲れている時程、お手玉をするとスッキリするのも分かってきました。お手玉を十分もすれば、体も温まり、頭もスッキリし、ぐっすり眠れるようになりました。

新しいお手玉の技にチャレンジしようとするワクワク感を久しぶりに思い出させてくれました。夫婦でする「二人お手玉」もケンカが多かった主人との間に笑いを取り戻してくれました。そして、自彊術や絵も始めるようになりました。こういったことをしながら先生にはさまざまなことを教えていただきました。

自立、愛、感謝、待つこと、忘れることの大切さ、一生の縮図が一日、その他たくさんのことを自分でも考えることができるようになりました。今まで周りにばかり目を向けていた私が初めて自分を見つめるようになりました。

そして、気が付いたこと、反省したこと、自分で挑戦して成功したこと、失敗したこと、何でも手紙に書いて、先生に読んでいただきました。手紙を読んでいただくことで、先生に今の自分を分かっていただいていると思うと何か安心感を感じ、自分の足で歩こうとする力に強さがましました。

たとえ失敗をしても気が沈むということが減ってきました。

ヘルスアートは病院で先生と会っている時だけにするものではありません。呼吸法やお手玉をしている時だけがヘルスアートではないと思っています。朝起きて、夜眠るまで生活すべてがヘルスアートのレッスンの場だと思い、毎日過ごしています。こんなにも生きていることの喜びとおもしろさを実感させてくれたヘルスアートと中原先生に感謝しています。

自分で蒔いた種は自分で刈り取る

「自分で蒔いた種を、あなたが自分で育てて、今、それを自分で刈り取ってるところなんだよ」

ヘルスアートを初めて、一年ちょっとの頃、こんな言葉を先生にかけていただいたのを思い出しました。この頃、私は息子が幼稚園入園前で、願書をもらいにいったり、説明会に行っていました。

入園希望の園の園長先生に、「三歳児検診でひっかかった。保健センターから紹介されたサークルに通っていた」と話すと、二カ所の園で、態度がガラッと変わり、こないでほしい……という事を遠回しに言われました。

その時の私には、ものすごくショックで、せっかく元気になっていたのに、焦りと不安で、また自分を見失ったような感じになってしまい、先生に泣き付きに行きました。そうしたら、さきほどの言葉をかけていただき、ふっと我に帰ったのを覚えています。

自分の今の現状は、自分で創りだしたんだなーと、この時、しみじみと思いました。

先生は笑いながら、「忙しいことだねー。自分でせっせと種蒔いて大きく育ててるんだもん」と言われ、私も思わず苦笑いをしてしまいました。

少し、ずれているかもしれませんが、他人の家の雑草取りは嫌だけど、自分の家の雑草だったら、自分で抜かなきゃ……とイメージが湧いてきて、妙に納得できたのです。

その後、落ち着きを取戻し、後日、一度も説明会に行っていない幼稚園に、飛び込みで願書を出しにいきました。時期的に、どこの園も説明会は終わっていたのですが、そこの園長先生は、検診でひっかかった話をしても、息子に一度も会ってもいないのに、「お母さん、大丈夫ですよー」と笑いながら言ってくださいました。

何をあんなに焦ったり、不安になっていたんだろう……と思うくらい、あっという間に入園が決まってしまいました。

何年も前から、少しずつ、先生に大事な事を教わっていたんだなーと思います。

皮膚の湿疹・痒みもヘルスアートで解決

自分の肌に関しての体験を書かせていただきたいと思います。

小さい頃から、特に肌の事で悩んだ事はありませんでした。二十七歳の時、結婚し、妊娠、二十九歳で出産したことはお話しましたが、その頃、体調不良はますますひどくなり、きつい時は子どもを連れて、実家へ泊まらせてもらうようになりました。

ある日、自宅に戻り、昼食を食べていると、ふとももが急激に痒くなってきました。虫でも入りこんでいるのかもと思い、ジーンズを脱いでみるのですが、何もいません。猛烈な痒さで我慢ができず、掻きました。ふともも中に地図のような赤い湿疹が広がりました。

そういう事が三回程続いた頃、実家に泊まりに行った後に、必ずといっていいほど痒みが出る事に気づきました。実家では猫を飼っているので、最初はダニかと思いました。実家の母に文句を言い、近所の皮膚科へ行きました。

皮膚科の先生からは、これはダニではないよ……と言われました。よく考えてみると、実家で同じ布団に寝ていた子どもは、痒がらない。

しかし、特に原因は分からず、痒み止めの軟膏をもらって帰りました。痒みはますますひどくなってきました。

ふともも以外にも、膝の裏、手の指、足の指（皮膚科の先生に、水虫ではないと言われました）、うで、背中、首……体中に湿疹が広がっていきました。病院からいただいた軟膏は、全く効果がありませんでした。

洗剤のすすぎ残しだろうか……（洗濯機のすすぎの回数を増やしてみた）、シャンプーなどの合成洗剤がいけないのかも……（洗髪を石鹸に変え、リンスの代わりに酢を使ってみた）、掃除にも気をつかい、時には害虫駆除剤をたいたりもしました。

自分なりに原因探しをして、色々と対処してみましたが、効果はありませんでした。遠くの評判の良い、別の病院にも行ってみました。しかし、そこでの薬も効き目はありませんでした。

ある時など、取り込んだ洗濯物に蟻がついていたのを見ただけで、「痒くなるかも！」と怖くなりました。すると、一気に肌が赤く腫れ、湿疹が広がりました。

自分でも、痒みに対して、神経質になりつつあるのが分かりましたが、どうしたら良いのか分かりませんでした。市販薬を自分で見つけ、なんとか痒みをごまかしながら生活をしていました。

しかし、一度痒みが襲ってくると、市販薬も全く効かず、夜、眠れないくらいにまでなっていました。特に体が温まると痒みが増す為、真冬でもぬるいお風呂にしか入れません。

私は冷え性なので、夜、寝る頃には、体が冷えきり手足が痛いくらいになります。しかし、お布団に入って体を温めようとすると、今度は痒みが襲ってきます。

その痒みは猛烈で我慢ができず、しかし、頭では掻いてはいけないと分かっているので、十二月の寒い夜中に、風呂場へ行き、痒みがある個所に冷水を浴びせ、手のひらで皮膚の感覚がなくなるまでバンバンッと叩き続けました。しかし、結局、布団に入ると再度、痒みが増してきて、その痒みは、皮膚の下で虫がはっているような感じで、我慢ができず、爪を立てて掻きました。一度掻くと、止められません。今度は、気がすむまで掻き続けました。

そうして、明け方四時くらいに、うつらうつら眠る……という日々が続くようになっていました。

足も背中も首も、おろし金でこすったような引っ掻き傷ができ、血がにじむようになりました。「かさぶた」ができる前に、再度痒くなり掻きむしる。それの繰り返しでした。眠たくても眠れない、痒みのある自分の体が、次第に腹立たしくなってきました。

その頃、痒み以外にも体調不良（不定愁訴）がひどくなっていました。

ある晩、救急車で運ばれ、運ばれた先で過呼吸を起こしました。それをきっかけに、心療内科へ通うようになりました。その頃、私の母も心療内科へ通い、投薬中心の治療を受けていました。

しかし、八年通っても母の症状は治らず、家族で、一生母の病気は治らないだろうと悲観していました。なので、投薬中心の治療を自分がしても限界があるんじゃないかと感じていました。

そんな時に中原先生に診てもらいました。初めてあった時に、自分の体調の事を話しま

した。しかし、痒みの話は一切しませんでした。中原先生は、皮膚科の先生ではなかったからです

先生は、私の話しを聴き「大変だったね。でも、お母さんも大変なか、あなたを育ててきたんだと思うよ。いつか、ありがとうって言えるといいね」と声をかけてくれました。しかし、あんな母に、なぜ「ありがとう」と言わなくていけないのか、意味が分かりませんでした。

ある時、三歳になった息子の強いこだわりの事で先生に相談をしました。そのこだわりの一つに七分袖を絶対に着ないというのがあり、私も子どもの頃、同じだったという事に気づきました。

その事を先生に話すと、先生から「あなたも、そうやってお母さんを困らせていたんだよ。お母さんに謝ったら？」と言われました。

先生のアドバイスで、母に手紙で謝る事になりました。疎遠になっている母に謝る事は、私には、とても勇気がいる事でした。でも、先生が言う通りにしようと決めていたので、すぐに「子どもの頃、七分袖を着なくてごめんなさい。育ててくれて、ありがとう」と手紙を書き、投函しました。気持ちはこもっていませんでした。

一週間後、用事ができ、実家へ行く事になりました。気恥ずかしさと、バツの悪さを感

じながら実家の玄関のドアを開けました。すると母が立っており、私の顔を見た途端「忠ちゃん、手紙ありがとう。お母さん、上手く育ててあげられなくて、ごめんね」と言ってきました。

母に謝ってもらえたのは、初めてだったと思います。

私もとっさに、「育ててくれてありがとう」と、母の顔を見て言えました。今までつかえていたものが、一気に抜けたような気がしました。それから、しばらくして、息子は七分袖を着るようになりました。

私は、その後も絵を描いたり、お手玉を練習しながら、少しずつ、自分を表現するという練習を、先生のもとで続けました。

すると、「こうしてみたい」「ああしてみたい」というイメージがわき、それをやってみようという意欲がわいてくるようになりました。生活が楽しくなり、義母にも少しずつ物が言えるようになり、感謝できるようになりました。

義母に物が言えるようになった方が、かえって、義母との関係が良好になりました。すると、自宅にいる時の息苦しさが減ってきました。周りの人や環境は何も変わっていないのに、とても満足のいく毎日がおくれるようになっていきました。それと比例するかのように、あの猛烈な痒みが起こらなくなり、肌のまだら模様が自然と消えていきました。

ようやく、あの痒みは、私の心の癖を気づかせるサインだったのだと思え、痒みに感謝ができるようになりました。あの痒みを感じなければ、肌がボロボロにならなければ、私は、今も、愚痴ばかり言って生きていたと思います。

今でもたまに、むずっと、あの痒みの兆候が出てくる時があります。そんな時は、まず、考え違いをしていないか、自分の体と心にじっくり向き合うようになりました。

自分の体が健康であるからこそ、自己表現ができると思うと、自分の体が愛おしくてたまりません。この身体が、誰かの役に立てるように、健康でいる為のメンテナンスを続けたいと思います。

先生、ありがとうございました。

産後うつ病と音楽

三十代前半（箏演奏家）　杉下知子

私は四歳と三歳の女の子を持つ母親です。一人目の出産後、産後うつ病になりました。症状としては、約一カ月間、どんな薬（睡眠薬、抗うつ剤）をのんでも睡眠がとれず、神経過敏症、パニック障害、感情のコントロールが全くできなくなるというさまざまな症状に陥ってしまいました。

その時の私は悪霊が乗り移っているのかと、後になって主人が話してくれたくらいです。私は、父母、姉、弟の五人家族の中で育ちました。夫婦仲が悪く、家族みんなで楽しく食事を囲んだ記憶はほとんどありません。

母は愛情深く優しい人ですが、時々限界が来るのか、感情的に自分の悲しみや苦しみを子どもに発散してしまう人でもありました。

例えば「お前さえ生まれてこなければお父さんと別れられたのに」や、跡取りを生まなければいけない使命から「お前が男の子だったら」など。

そういった環境のもと、幼い頃から不安が心に根付き、家庭は安心できる場ではありませんでした。それでも子どもは母親の笑顔を見たいんです。そして母が不幸なのは、自分のせいだと思い込み、ただただ幸せになってもらいたいと思い、必要とされる存在になりたいと、気がつけば姉弟より頑張る子になっていました。

親から本当は愛されているのに、それが心に浸透していかないのは愛欠乏状態です。神経を休めることを忘れ、頑張り続ける状態は、性分というより、育った環境によるものだったのです。

そして出産。自分が母親になる。産後うつという症状は、きっと赤ちゃんが、今のままだと死んじゃうよって、教えてくれたサインなのではないかと思います。子どもを産んで、初めて湧き上がった母性がパニック状態になると共に、不安の中、アクセルを踏みっぱなしだった私は、産後、休む方法を見つけられませんでした。同時に精神的に自立できていなかったのだと気づきました。

愛は連鎖していくものだと思います。祖母から母へ、そして今、私から子どもたちへ愛が受け継がれています。夫婦が信頼し、愛し合い、母親の笑顔とその傘の元に育つ子には、愛の連鎖がちゃんと行われていくと思います。そして以前は母親のため、死ぬ思いで奏でていたお箏の演奏も、出産と産後うつを克服した経験を経て、初めて自分の為に奏でられるようになりました。張り詰めていた心は今では音楽に救われ、お箏をさせてくれた両親に感謝しています。

あんなにも心を占領していた不安を消し、本来の自分を取り戻す事ができたのは、ヘルスアートの中原先生のおかげです。一人で抱え込まず、今でも続けているヘルスアートという薬を使わない治療法とカウンセリングにより今日の自分があります。

もちろん今でも感情的に子どもに当たったり、失敗もたびたびありますが、愛の連鎖は母子だけでなく、夫婦の間、そして同居している姑との間にも広がっていき、彼らの穏やかな愛に私も含め、子どもたちも救われています。これから二人の女の子を育てながら私自身、妻、母として、また演奏家としても成長していきたいと思います。

うつ病というのは心の病なので、改善しているのかどうか分かりにくい病気です。私の場合もそうでした。ヘルスアートという、呼吸法やお手玉、自彊術という呼吸を取り入れた体操を努力し、治療を重ねても、不定愁訴（身体的苦痛など）はとれていきますが、心の不安など、心癖はなかなか手ごわいのが現実です。

カウンセリングや、自分自身の過去を受け入れても、自己肯定感や、自己尊重感、簡単に言えば、自信みたいなもの、自己愛が全くもてない状態です。

私も演奏をやめたい、お箏をやめたい、自分の演奏を愛せず、本当に毎日、病院で泣いていました。本当に消えてしまいたくなるほどつらく、孤独な状態です。

毎日中原先生の指導のもと、簡単な童謡「もしもしかめ」や「ゆきやこんこん」など、一日十五分ずつ演奏して通院というところから治療していきました。

あのままきついから逃げていたら、きっといまだに演奏することはつらいことだったかもしれません。私ははっきり言えます。うつは治ります。「不完全な自分を受け入れ、私らしくていいんだ」と気づけたからです。それはつらいけれど、勇気をもって少しずつ行動していき、そのつど、心境に向き合い、気づき、ありのままの自分を愛せるように、本来の自分を取り戻せるように一歩踏み出すことだと思います。

人は一人では生きていけません。みんなのお力や、支えが必要だし、気がつかないだけで、すぐそこに手を差し伸べてくれる人は必ずいます。どうかそのことに気づいてください。

病気や孤独で、わたしのように苦しんでいる方に、ヘスルアート医療の存在を知り、実行することをお勧めいたします。

病気になったからこそ、学び成長できたと感謝しています。

言葉はとても素晴らしい、美しいもの

高校生　天木のり子

私自身が、体調がおかしいと気づいたのは高校二年の夏でした。その頃から、急に不安になったり、過呼吸をたびたび起こしていました。今、振り返ってみると、原因は親友から裏切られたことだと思います。結局、三年の一学期には過呼吸で気を失うまでになり、授業中心臓が痛くなり救急車で搬送されるまでになっていました。

人が話しているのを見ると、自分の悪口を言われている気がし、授業中は常に不安でいっぱいでした。生理不順、食欲不振、倦怠感、何をするにもやる気が起きず、そういう生活を続けるうちに学校に行けなくなりました。

まさか、自分がこうなるとは思っていませんでした。両親がこのままではいけないと思って近くの病院に連れて行かれました。そこで、処方された薬は副作用が強く、立つとめまいがするし、横になっているのもきつくて、睡眠薬もどんどん強いものになりました。この時ほど早く死にたいと思ったことはありません。

そんな時、中原先生がヘルスアートを実践されている病院に征きました。初めて受診したのに、先生には、「人の顔色をうかがいすぎて、自分を押し殺している」という性格を射抜かれてしまい、途端に涙がどっとあふれ出ました。先生がコーチで私が選手。二人三脚で精一杯頑張って自分を変えてみようと決心しました。

小さい頃から負けん気が強かったので、呼吸法、お手玉、アロマ……毎日欠かさず、自分が変わることを信じ努力し続けました。努力した分、結果が早く出て、二週間で薬を減らすことができ、夜も決まった時間に寝て、決まった時間に起きれるようになりました。自分でも変わったなと分かります。

今では、楽しく学校に通学しています。ここまで変われたのは、陰で支えてくれた家族、一所懸命指導してくださった中原先生のお陰です。初めて受診したあと、両親からの「今までの育て方が悪かった。ごめんね」の一言で気持ちが楽になったことは決して忘れません。くじけそうになった時「自分は自分、思っていることを表現する気持ちが大事」という中原先生のお言葉。私は今まで人間に「言葉」というものがなければ人を傷つけることはないのに……と思っていました。でも言葉によって相手に自分の気持ちを伝えられる。今では言葉はとても素晴らしい美しいものだと実感しています。

ヘルスアートは子どもの脳を守る

二十代前半　小野太平

現在は大学院に在籍しています

今日のテーマは「子どもの未来を守る」ですね。そこで子ども、若者代表として自分の体験を発表したいと思います。最初に僕がヘルスアートにより救われた体験をお話しします。そしてもう一つ、僕は、塾の先生のアルバイトをやっていたことがあります。そこで小学生、中学生、高校生に教えていました。この子どもたちと接するなかで、感じたことをお話したいと思います。

僕は予備校に通っていた頃に大きく体調を崩しました。動悸や気分の悪さ、気持ちの落ち込みやイライラといった症状に日々悩まされ、勉強に集中できなくて、なんども受験に失敗していました。そんな時、中原先生に出会って、ヘルスアートの勉強のスタートを切りました。

ヘルスアートでは、まず脳を整えます。そうしてから自己表現と心の癖をチェックしていきます。脳を整えるためのいろいろな方法があります。ハンガーとティッシュを使った呼吸法。そして、膝の上げ下げ運動、お手玉。自彊術という健康体操。これらの方法でまず脳を整えます。

そして、ノートを使って、心の癖のチェックを毎日していきました。こういったことを続けているうちに、体調が徐々に良くなってきました。そして、体調が良くなるにつれて、いろんなことをうまくできるようになってきました。

僕は何年も受験に失敗していました。でも、ヘルスアートの効果が出てきてから、合格することができました。熊本大学工学部情報電気電子工学科という、パソコンとか家電製品とかの勉強をする学科なんですが、学科トップで合格することができました。入学してからの成績も良好です。上から秀、優、良、可、不可とあるんですが、専門科目はいまのところ全部優以上をとりました。

僕の専門は理系分野ですけど、文系分野でもいい結果が出せています。英語ではTOEICというテストで八八五点をとりました。このテストで七三〇点以上をとると大学の英語の授業が免除されます。その他、中国語検定二級という珍しい資格もとれました。

また、脳が整った為の効果は勉強に限りませんでした。膝の上げ下げ運動は歌にあわせてやるんですが、最初とても音痴だったんです。でもそれもヘルスアートをやりながら練習することで、ずいぶんと音がはずれなくなりました。

ほかにもヘルスアートの一環で絵も描いていたんですが、最初はとても色の薄いぼんやりとした絵ばかり描いていました。でもそれもだんだん濃くかけるようになりました。

また、僕は人つき合いをとても苦手にしていました。友達とでもしゃべったり遊びに行ったりするのが苦痛でした。でもいまは、友達の家で飲むほどにまでなりました。そして塾の先生という、ものすごい接客仕事もこなせるようにもなったわけです。

その塾でのことです。やっぱり勉強がバリバリできる生徒というのは少ないです。勉強を苦手にしている子がほとんどです。そして勉強が苦手な生徒は、何度教えても、なかなか身につかないですね。教えたことは、半分ぐらいは次の週までに忘れています。

成績が上がらないものだから、当然親も心配になって授業時間を増やしたりします。でも、生徒が大変になっただけの成果があるかというと、あまりないです。それから心身の問題で学校に通いづらいという生徒も何人かいます。勉強しても体調が万全でないと、試験の時とか、受かってからが難しいですよね。

そんな、いろいろと行き詰っている生徒たちを見て、なにか根本的に新しいやり方をやらないといけないのじゃないかと思うのです。その新しいやり方として、やはりヘルスアートですね。これは身をもって体験しましたから。いろんなことの基本となる脳の調子が悪かったら、いろんな努力が上滑りしてしまうと思います。

そんなわけで、やっぱり重要なんだという思いから、心も新たにヘルスアートを続けてきているわけです。ヘルスアートをしつつ心の癖をチェックしていると、いろんなことに気づきます。その中で僕が一番重要だと思ったことを紹介したいと思います。

中原先生がよく感謝とか、愛とかが重要だと言われます。でも僕は、どうすれば感謝や愛といったものに近づけるのかが、ぜんぜんピンときませんでした。とにかく「ありがとう」と言えばいいのだろうか、などとずっと考えていました。

そしてある時、ふと思いました。僕の場合、自分に感謝とか愛とかが全然ないなーと。そう思う時は、どんな時かと考えました。そして思ったのが面倒くさがっている時じゃないかな、ということです。面倒くさがっている時の、あのどろっとしたというのでしょうか、あの感覚。あれは感謝とか愛ではないなあと思いました。そして逆に、面倒くささを乗り越えて何かをしている時の気持ちっていうのは、とにかく喜びもあり、感謝とか愛に近いのかなあとも思いました。そう思ってからは、とにかく面倒くささに負けないようにしよう、と心がけるようになりました。

やったことがある人は分かるとは思いますが、ヘルスアートって結構面倒くさいと感じる時も多いです。「今日はまだ呼吸法をしてないなあ」とか、「お手玉の練習を忘れていたなあ」とかあります。でも、ひょっとしたら、この「目に見える面倒くささ」がヘルスアートのいいところなのかもしれません。自分の中の敵がみえやすいですから。

というわけで、面倒くささに負けないようにヘルスアートに取り組むようになりました。そうしてから、いろいろとうまくいくようになりましたね。

僕と同じ若い年齢の皆さん方に、僕から言えることは、難しいことを考える前に、とりあえず面倒くささと戦ってみましょう。

そうして、だんだんと、感謝とか愛とかを考えていきましょう。それが僕たち若者らしい、子どもらしいがんばり方だと思います。

ヘルスアートでの心の癖の僕流のチェックノートを紹介します。

これは、中原先生のアドバイスをなかなか守れない私のために、先生がおすすめしてくださったものです。自分が守りづらいアドバイスをいくつか書いて、毎日毎日ちゃんと守れたかどうかを点数をつけてチェックをします。

私の場合のチェック項目は、

一、比較をしない

二、劣等感をもたない

三、「絶対」という言葉を使わない
四、ネットやゲームは控えめにする。一日五～八時間を一時間に変更
ネトゲ脳はネットとゲームの依存症になった人の状態。特徴はやる気が出ない、記憶力低下、キレやすい、ふれ合いが苦手などがあります。
五、あっさりと生きる
六、せっかちにならない
以上六つです。

大学院生活の中でも、「あの人の方が研究室になじんでる」とか、「あの人のほうが研究が順調にいっている」とか、「はやくこの仕事を片ずけなきゃ」などと思ってしまうことがあります。そのたびに、「あっ、これはチェックノートのあの項目だ」と気づくことができます。そしてその考えに深入りをしないようになれます。

このチェックノートは大学に入る前から始めました。数年間たち、ノートも何冊目なのか分からないぐらいです。呼吸法やお手玉にしても、このノートにしても、ヘルスアートは毎日毎日継続することで素晴らしい効果が現れてくるのだと思います。これからも毎日の継続を続けていきたいと思います

五十代の子育て奮闘記

五十代　野村武子

私の今からの発表は三十代後半の息子の事です。

中原先生のお陰で、息子が元気になった過程のお話をさせていただきます。

子どもの自立に、親が大切な心得のひとつに、「聴く、待つ、押しつけない」という事を、中原先生に教えていただきました。

私の場合は特に「押しつけない」や「指示しない」が大切だということです。特に「指示しない」という所では、大変苦労いたしました。

息子は現在三十代後半で二児の父親です。会社員で、仕事のストレスからうつになりました。

新しい部署に入って一週間ぐらいした頃に、息子から私の携帯にメールが入りました。

「仕事は朝の八時三十分より、夜の十一時頃まで。お昼も弁当を食べながら仕事をしています。人間関係も難しい人が多く大変です。休みの日も仕事の電話がかかり、ゆっくり休めません。毎朝、胃の痛み、手の痺れと戦いながら、なんとか頑張っています。

来週からはもっときついみたいなので、まあ、取り敢えずやれるだけやって頑張ってみます」というものでした。私はそのメールを見て、後で考えたら中原先生にご相談をして返信すればよかったのですが、その場でメールをうってしまいました。

「大変ですね。お父さんとメールを見て、どうしたものかなと頭をかかえています。今は仕事のみ考えて、周りはとりあえず置いて過ごしてみてはどうですか？　周りの人もあなたの心配をする余裕がないのでは。開き直ってやるだけやって、限界の時は仕事を休んで帰ってきてね」というメールをしました。

自分では大変よくできたメールと思い、次の日に、さっそく先生に見ていただきました。先生は、「大変ですね」という所はオウム返しの対応でうまくできました。

後は、全部赤線を引かれてしまいました。

これはりっぱな指示にあたり、心配症の原因を作っていくという事でした。

それからは、一言息子にメールしたり電話する度に、これは指示にあたるのかな、どうかなと思う事の連続で大変苦しみました。そして大概が指示、命令にあたっておりました。

それからしばらくして、週末にヘルスアートクリニックに通っている息子から、「熱が出てきついので帰れそうにない。（息子さんは県外に在住）」という電話がありました。

私は、それを受けて、「そんなにきつかったら、近くの病院にかかって点滴でも受けたら。それとも、きつくても頑張って中原先生のクリニックに来て診ていただいたら」と言いました。

私は、これは立派な答えだと思って、中原先生に早速ご相談に来ましたら、「それは、また指示にあたるよ。どっち選べばとか、決めたらと指示しているではないか」と言われ、また叱られてしまいました。

もう本当に大変でした。

息子も三十代後半にもなりますと、また巧妙で、私に指示をあおいでくるのです。私もそれに、つい乗っかってしまってるんですね。挙句の果てに中原先生から、「あなたはもう何も言うな。もう言ったら、いらん事ばかり言うから言ったらいけない」と言われてしまいました。

更に私は大変な心配症なので、すぐに息子の心配をしてしまいます。

「仕事行ってるかな、今日はどうかな?」と思ったりするのです。

先生からは、「その心配もするな。あなたが心配するとね、あなたが息子に悪い念を飛ばして、息子をがんじがらめにするんだよ」と教えていただいてからは、もう全部消し去りました。

心配の事で補足しますと、「息子が今、元気で働いてるだろうな」と、よいイメージを想うと、「息子も元気で働いてるんだよ」という事を教わり、なるべくそう思うように努力しました。

今までヘルスアート実践の勉強をして、「私はもうしっかりできたわ。もう何もかも分かった」と思っていましたが、とんでもない、実は全然分かっていなかった訳です。

息子が今の所、毎週帰ってきて中原先生に診ていただくんですけど、日に日に元気になり、また元の職場で頑張っております。

そんなわが子の様子を見て、ヘルスアートの実践の素晴らしさを目の当たりにしたように思います。本当に素晴らしい先生だなと思い、私も近くで勉強させていただき、何かあれば確認させていただいております。

息子も、先生にこうしてお世話になり、ありがたく思いながら来ていますが、これも息子が元の通りになり、のど元過ぎればまた忘れかねません。

分かったつもり、できたつもりが一番いけない、やっぱりこれから私も息子も、先生を信頼、実行しようと思いました。

週末に息子が帰っておりまして、「母さん、分かったよ。中原先生がいつもね、健康の入り口って言うでしょう。健康の入り口を僕はね、もう元気になりたい、この症状を取りたい、それぱっかりを思っていたんだよ。そしたらね、良いこと、例えば呼吸法をしたり、膝の上げ下げ運動やお手玉、そういう事をコツコツやったりしていれば、自然と健康になっていくんだよね、その症状がとれていくんだよね。症状を取りたいとばかり思っていた自分が、健康の入り口へ進むと言う先生の言葉がよく分かった」と言って感動しておりました。

私の方が「そうなんだ」と、後から分かった次第です。

先生が息子を赤ちゃんから育てなおし、三十代後半の二児の父親に育てなおしてくださいましたので、今は元気になりつつあります。ありがとうございました。

医師からのアドバイス1

妊娠、出産、そして育児は、大変な「仕事」です。初めての妊娠であれば、母親の負担はなおのことです。体験談のなかから、以下の点を学んでいただきたいと思います。

一、赤ちゃんが授かる時の心構え
二、「つわり」に対する対策
三、妊娠経過を順調にするための練習方法
　呼吸法（特に腹式呼吸）
　開脚運動
　赤ちゃんとの「対話ノート」作成
四、育児に関して注意すること
五、子どもの自立を妨げない育児・子育て方法など

以上の要点を学習・熟知することで、今後、妊娠・出産・子育てを希望される方の手助けになることは間違いありません。何度も何度も体験談をお読みください。

1

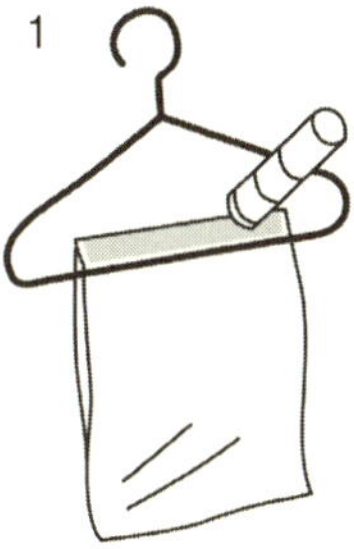

2

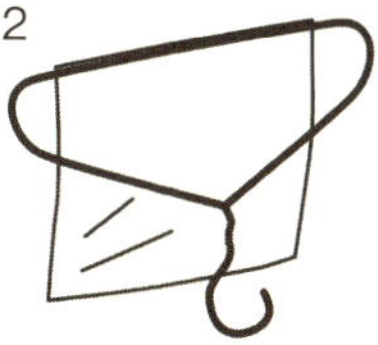

3

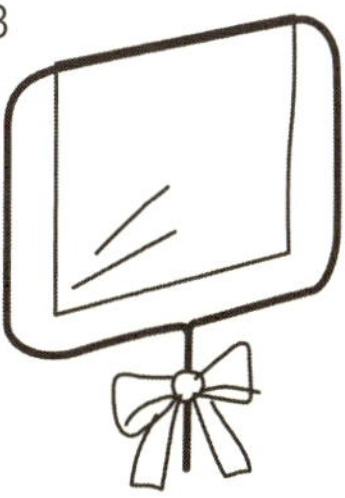

ティッシュペーパー呼吸器の作り方

用意するもの
針金ハンガー、ティッシュペーパー、糊ないしセロハンテープ

作り方

1　ティッシュペーパの短いほうの1辺をハンガーの下の中央に当て、端を1センチほど折り返す。

2　折り返した部分を針金をくるむように糊ないしセロハンテープでとめる。

3　貼りつけたティッシュペーパーの両脇で、針金を曲げ、3図のような形を作る。

4　かける部分の針金をまっすぐにする。リボンをかけるとなおいい。

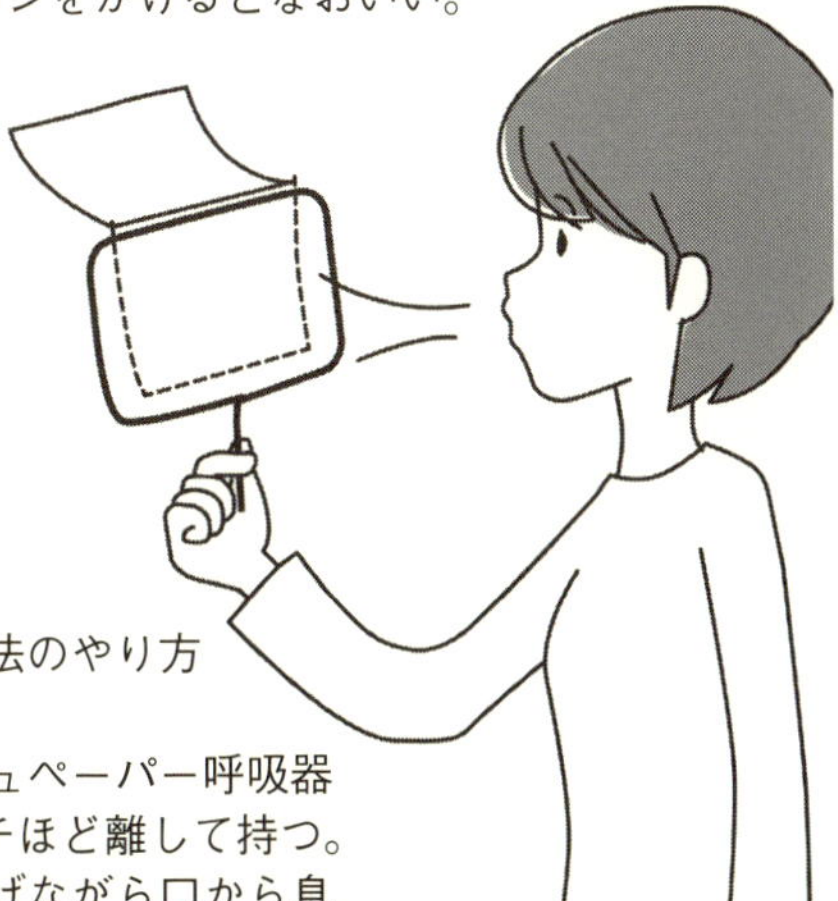

ティッシュペーパー呼吸法のやり方

イスに腰かけ、ティッシュペーパー呼吸器を顔の正面から30センチほど離して持つ。上体の力を抜き、肩を下げながら口から息を吐く。ティッシュペーパーが吹き上がれば呼吸がしっかり出来ていることになる。10回を1セットにし、朝・昼・晩・就寝前に各4セット以上できるようにする。

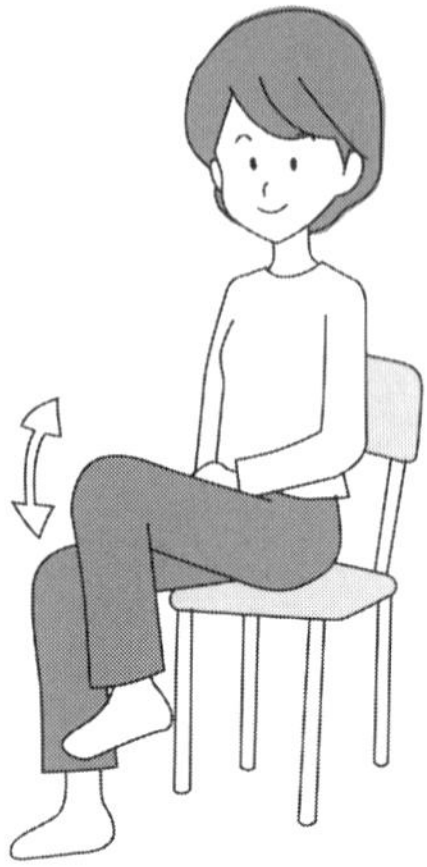

ひざの上下運動（山中隆夫医学博士が考案された）

イスに背筋を伸ばして腰かけ、ひざを上げ下ろしする。１秒に１回のペースで10回繰り返す。反対の足も同様にする。これを繰り返し合計60回を１セットとし、１日に５セット以上行うようにする。

ひざの高さは無理をしない程度に行う。

1

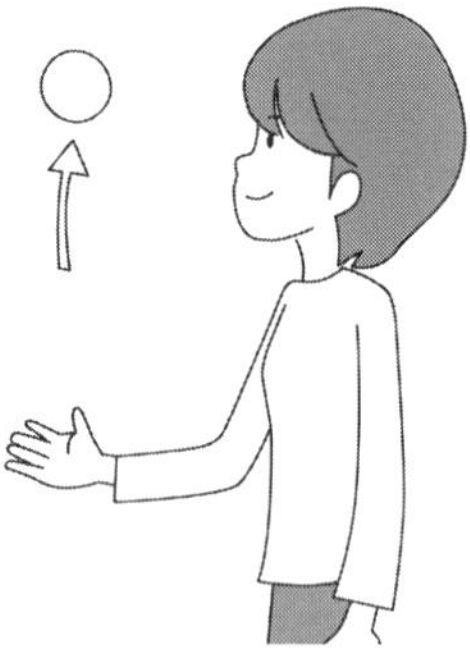

お手玉の基本的な技

１　お手玉１つで
片方の手にお手玉を持ち、上にお手玉を放り上げ、同じ手の甲でお手玉をうける。

これを左右どちらの手でもする。

お手玉をやるのが初めての人は、上に放り上げたお手玉を放り上げた手で受けることから始めるといいでしょう。

どちらの場合も、受け取るのは腰のあたりで、受け取りましょう。

2

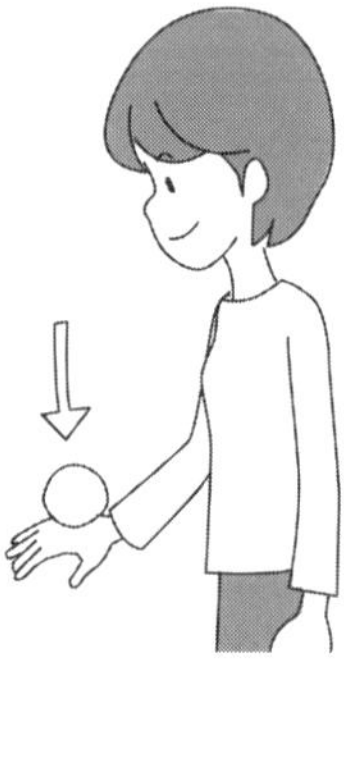

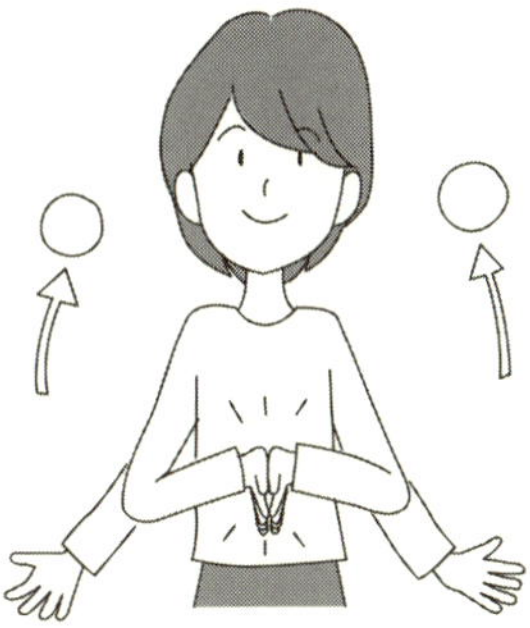

3　お手玉を２つ使って
２個手たたき
両手にそれぞれお手玉を持ち、放り上げたお手玉が落ちてくる間に、手をたたく。

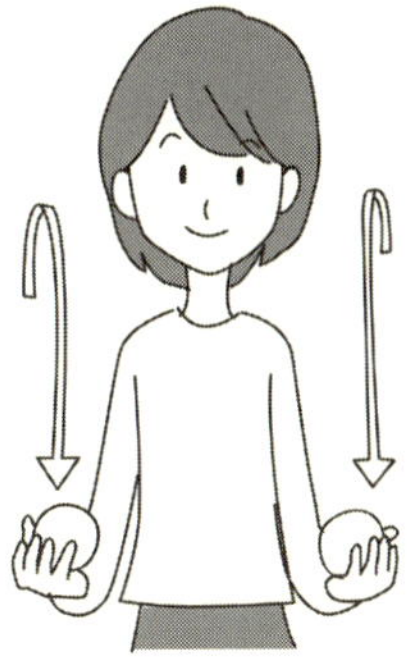

2　お手玉を２つ使って
２個投げ受け
両手にそれぞれお手玉を持ち、同時に投げ受けおへそのあたりで受ける。

1

2

3

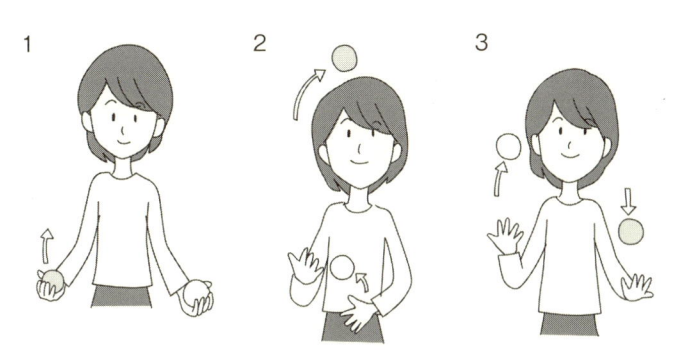

4　お手玉を２つ使って
２個百合
１、お手玉を両手に持ち、２、右手のお手玉を上に投げ、お手玉が空中にある間に左手にあるお手玉を右手に渡す。左手でお手玉を受け取ると同時に、３、右手のお手玉を上に投げる。

精神疾患からの脱出

見栄っ張りを減らして真の自立を

三十代前半　高村純一

私は中原先生にお世話になるまでの足掛け四年間、つまり今の仕事に就くまでの四年間何もすることなく、当然お金もなく、することといえば好きなブラックバス釣りを親の目を盗むようにこそこそと出かける以外は、ただ食って寝るだけの生活を送っていました。いわゆる「ひきこもり」状態です。

この「ひきこもり」の中で「このままでは私はダメになってしまう」とか「もうどうにもならないところまで来ているな」といった絶望的危機感を持っていました。母に連れられるままに中原先生のクリニックへ向かいましたが、母の「中原先生のところへ行こう」という言葉にも腰は重く、「どうしてヘルスアートという変わった先生に診てもらわねばならないのか」「もっと普通の医者に世話になれないのか」と、思っていました。

ここまでになってしまったのはいつからなのか。振り返ってみると、これまで私は割に自分が上手いこと生きてきた方だと勘違いしていました。受験という壁にぶち当たる高校や大学にしても、高校は希望通りでしたし、大学については少し失敗して希望よりランクは落ちましたが、そこまで悪くはないという気持ちですませていました。大学生活そのものも良い仲間に恵まれて楽しいものでしたし、留年もしなかったので、迷惑もかけていないワケだから、何より親の面目が保てただろうとすっかり有頂天でした。

そんな具合ですから、社会人になり、仕事をするなんてこともすっかりナメきっていました。自分はそれなりの会社に入れるだろうし、入ってしまえば後はなんとかなるだろう位にしか思っていませんでした。まるっきり他人まかせで、大人としての自覚がなく、全く自立できていなかったのです。

そのあたりから、私の悩み多き人生はスタートしていたわけです。当然のことながら、社会人になり、最初の勤め先でつまずきます。

私は「何でこんな仕事をしなくちゃいかんのだ」「この仕事は自分がやりたいものではない」「もっとラクでいい仕事があるはず」なんて考え出し、しまいには「今の時代が合わない」と全てを周りのせいにしてしまう始末でした。当然仕事に身が入るわけもなく、上の空で好き勝手に行動したりします。はっきり言って社会人としては、全く使いモノにならない、どうしようもない人間だったはずです。

それでも一丁前に「やりたい仕事」があるものですから、その後は次から次に転職を走り出しました。幸か不幸か、その転職がスムーズに進むのです。本当に困ったものです。そしてついには友人の紹介で、元来希望する総合広告代理店という、自分の曲がった価値観の中で、最も「お洒落」で「優秀」な職業に就けました。大学卒業以来の七年間で五社目の転職でした。今思えばこれも少しばかり異常な話です。しかしながら、あまりに順調でしたからすっかり調子に乗ってしまいました。「私は優秀だ。分かる人には分かるのだ」と、ここでもまた大きな勘違いを起こしてしまうのです。

残念ながら、それと同時に私はどんどん落とし穴に嵌まり込んでいきます。特別仕事のできる社会人ではないですから、仕事そのものや、仕事に絡む人間関係で煮詰まっていきます。今で言うすっかり「テンパった」状態です。ここまでくると、いよいよ私がかねてより持ち合わせた心癖が私自身に牙を剝き始めます。


「できもしないのに完璧じゃないと気がすまない」

「自分は優秀だとプライドばかりは一人前」

「仕事でミスするのは死ぬほど恥ずかしい」

「馬鹿にされたくない」

皆に好かれる人間なんていないのに「誰からも好かれたい、良く思われたい」。

皆にいい顔をしたいので「頼まれると断れない」。

これでは人間としてまともな状態でいられるわけがありません。この頃には不安だらけで夜寝ても芯からは眠れなくなり、勤務中も常に頭がボォーッとした状態。そして何より私にとって完全にキャパオーバーの仕事を引き受けてしまっている為に、毎晩ほぼ徹夜。当時一人暮らしでしたが、そこ三分歩けば戻れる自宅にも帰れず、会社で寝泊りする有様でした。この状況下ではまともな仕事ができる訳もなく、ミスをくり返し上司に怒鳴られ、先輩のアドバイスも頭に入らず、話を聞いているようで全く聞けていません。それでも気丈に振舞って、更にはできもしない案件を引き受け山積させていきました。

立ち直るきっかけは皆無で、全ての問題を自分ひとりで抱え込み、雪だるま式に増幅させていった末に、とうとう暴発させてしまいました。締切りの迫ったプレゼンを間に合わせることができず、前日に全てを放り出し、逃げ出したのです。

自分は完全な能なし人間だ……。怒られるくらいじゃすまない。クライアント、会社の人間にもう合わせる顔がない。親にだって……。約一カ月姿をくらませました。すっかり自信をなくした私は、この間「この世から姿を消したい」「私がこの世にいることは無価値で無意味なことだ」「生きる理由がない」と、一人彷徨い続けました。

自分を消したいくらいですから、当然、自ら命を絶つという考えも頭の中を過ぎりました。どうやらその勇気は持ち合わせていなかったのですが。

どこをどうほっつき歩いたかは、思い出しようもありませんが、ついにはお金も底をつき、気が付けば実家の玄関先でチャイムを鳴らしていました。あの時の切なさ、やりきれなさはきっと忘れることはありません。

その後、実家で生活することになり、既に病みきったその心と体は立ち直る術を知ることなく月日を重ねました。最初のうちは友人が「頑張れ！」と声を掛けに来たり、親からも、何がしかの仕事を見つけたらどうかと勧められたりしましたが、現実逃避真最中の私は「もうどうでもいいだろう、放っといてくれ」という気持ちで一杯でした。

そのうち親も何も言わなくなり、「自分も落ちるところまで落ちたな」と感じ、ヘルスアートクリニックのドアを開けました。とても重い扉だったような気がします。

中原先生の『「お手玉をする」とうつ、パニック障害が治る』（マキノ出版）をぜひお読みになってください。私の症例が掲載されているわけではありませんが、中原先生の診察される様子が順番通り、詳しく説明されています。

ティッシュペーパー呼吸法、ひざの上下運動、お手玉、それに漢方薬を処方していただきました。脳を整えたのち、やる気もなく、過去を悔やみ、明日の事などどうでもいい私を「今」に立ち返らせていただきました。その後、様々な心癖をご指摘いただきながら、健康の入り口へと歩みを進めることができたのです。呼吸法も思いっきり見栄を張って、いきなり最初から真っ赤な顔して十回してみせたり、毎日付けるべき「良いとこ探し日記」もクリニックに行く前日に一気にまとめて書き上げたりと「ええ格好しい」の私らしい心癖と対峙しながら、ゆっくりと前に進んできました。

クレヨンで左手の絵も書きました。最初は薄くただ撫でたような絵でしたが、ある日ふと重ね塗りで描こうと思い立ち、描いた絵はとても濃い色使いの絵となりました。後日、母から左手の絵はだんだんと濃い力強い筆致になると先生が話されていたと聞き、それが自然にできていた自分にたいそう喜び、大きな自信を得ることができました。この時の喜びと自信が今の私につながっています。

その後、先生からの「社会復帰」のすすめで、現在の勤め先を見つけることができました。初めのうちは中原先生に職場の苦手な人の話を持ち込んだりしていましたが、「人を変えようとせず、自分を変えなさい」の言葉のおかげで職場でのストレスはなくなり、相談することもなくなりました。

それでも一年ほど前には、仕事中に車の事故を起こすなど、まだまだ努力が足りないところもありますが、このような出来事も日々の勉強の糧として、また心癖を正す良い機会として捉え、貪欲により良き人生を歩んでいくつもりです。その後、中原先生のご紹介で結婚し、子どもを授かり、現在、夫と父親の勉強をしています。

自分が主役になることの難しさを感じた

三十代　杉　精子

私は四年前にうつ病になりました。以来、うつは薬が治してくれると思い、ずっと抗うつ剤や安定剤を飲み続けていました。しかし薬の量は変化しても、飲むことをやめることはできずに、ついにストレスで再発してしまいました。

私はこのまま何年も薬を飲み続けるのだろうと漠然と思っていました。

そして、去年の九月末に私は初めてヘルスアートクリニックを訪れました。先生のご指導のもと呼吸法、お手玉と出会いました。最初はどれも難しく、呼吸法は三回くらいで頭がくらくらしてしまいました。それが五回、十回とできるようになったころ、薬が減っていきました。

今まで何年も薬に頼ってきたのはなんだったんだろうと驚きました。それまでの薬が主役の治療法から、中原先生と出会い、私が主役の健康づくりに巡りあえたからだろうと思います。

呼吸法やお手玉で脳を整えながら自分が主役になる。

私にとって一番難しかったのは、自分が主役になることでした。なぜなら自分の弱いところや嫌なところも知って、それを改善できるように、自分が変わらなければいけないからです。

今、当時の日記を振り返ると「よくもまあこんなに些細なことで悩むことができるなあ」と感心しますが、その頃の私にとってはその些細なことが一大事でした。

その悩みを毎回診察で先生に相談し、いとも簡単に解決してもらっていくうちに、自分の受けとめかたが悪いんだと気づくことができました。見栄張りで、周りの目を気にし、時々自己不在になるところが特に目立っていたと思います。

見栄を張らないように注意するだけで、大概の悩みはなくなり、他人のことと自分のことを分けて考えることで気持ちが楽になりました。その頃にはかなり心と体が回復しているのを自分でも感じることができました。そして、そこで気が緩み私の悪い癖がでました。「私はもう良くなった」と周りに認められたいと見栄を張る心が出てきました。クリニックに行く回数を減らしてみたり、呼吸法やお手玉をサボったりしました。
一、二週間でご飯が食べられなくなり、眠れなくなりました。
まだまだ私は健康の入り口に立ったばかりなんだ。これからますますしっかりしなくては、と反省しました。再び健康づくりに呼吸法やお手玉を正面から取り組むと、体はそれに応えて元気になってくれました。

うつになって以来、ずっと乗れなかったバスや電車に乗ることもできました。パニック発作が起こるかもしれない不安や、閉ざされていて、自分の意志では止めることのできない乗り物に乗ることへの恐怖から、バスなどの乗り物に乗れずにいました。

ですが、呼吸法やお手玉など、できなかったことができるようになったという自信から、今までの私と今の私は同じではない、努力すればもっといろんなことができるようになる、という思いが湧き、バスに乗ることに挑戦しました。

乗ってみると意外に平気でした。自分で自分に限界をつけて行動範囲を狭めていたのだと気づきました。

健康へ向かって積極的に自分が取り組むと、体はきちんと応えてくれます。今までどれだけ健康に無頓着で、病気になれば、他人任せの治療を受けていたのかということが分かりました。体まるごと健康になるよう、そしてそれを維持していけるようこれからも頑張りたいと思います。

お手玉・呼吸法に出会えて

三十代後半　野村竹夫

私がうつになったのは、今から五年ほど前のことです。

当時、私は、体の痛みやだるさ、不眠、吐き気、めまいに悩まされ、さらに会社員としては致命的な、頭が回らず、パソコンの簡単な操作ができないといった状態となり、全く仕事ができなくなっていました。

「私は……いったいこれからどうなってしまうのか……」

そんな不安と恐怖が頭をよぎり、私の心は悲鳴を上げていました。

治療のため会社を休み、病院を探していたところ、たまたま母親が中原先生の「生きがい講座」を受講しており、母親のすすめもあり、ヘルスアートクリニックを受診することにしました。

受診初日、先生は、「まず、脳を整えないといけない。毎日お手玉と呼吸法をやりなさい」と言われ、先生がお手玉のお手本を見せくれました。なんと、先生は「鳩ぽっぽ」の歌を唄いながら、お手玉をされたのです。

これには、正直驚きました。

「うつは薬とカウンセリングで治すものではないのか……」と思っていたからです。

しかし、先生の話を聞くにつれ、「よし、とにかく先生を信じてやってみよう」と決心し、私のお手玉・呼吸法実践の日々がスタートしました。

はじめにお手玉ですが、練習を始めて最初の頃、軽いはずのお手玉がとても重く感じ、手が思うように動かず、ぽろぽろと落としていました。

そして、ほんの少しの時間お手玉をしただけで、頭がものすごく疲れていました。

最初は十分も持たなかったと思います。それでもなんとか頑張って、ある程度お手玉ができるようになったのですが、これに歌を合わせてリズムをとるようにすると、また、お手玉だけをするのとは勝手が違い、お手玉をよく落としていました。

そうして悪戦苦闘しながらも、毎日お手玉を練習していくうちに、だんだんと上達していきました。最初は義務感でやっていたお手玉が、だんだんと楽しくなっていきました。

先生は、一つ技ができるようになると、すぐに次の技を練習するよう言われました。技をマスターしている最中は、他の事を考える余裕なんてありません。集中しないと、次から次ぎに飛んでくるお手玉を落としてしまうからです。

でも、いったん技をマスターしてしまうと、他のこと（心配事など）を考える余裕ができます。あまり集中しなくても、無意識にお手玉ができるようになるからです。それで、先生はすぐ次の技を練習するよう言われていたのだと思います（これは今だから言えるのですが……）。

それから先生は、お手玉をする時は、意識的に高い声で唄い、楽しみながらやるようアドバイスされました。最初のころは、お手玉をするだけでも恥ずかしいのに、歌を唄いながらお手玉をするのはかなり抵抗がありました。

でも今では、歌を唄いながらお手玉をする自分を笑えるようにまでなりました。

それから呼吸法についてですが、一般的な呼吸法とは違い、ハンガーにティッシュをテープで貼り付け、ティッシュが水平になるよう息を吹きかけるというものです。

私の場合、とりあえず十回できるようにと言われました。

先生からお手本を見せられた時、「こんなの……簡単だよ」と内心思ったのですが、見るのとやるのとは大違いで、実際やってみるとティッシュは水平にならず、最初の頃は、三、四回息を吹きかけるだけで、頭がくらくらし、手足が痺れていました。

これもお手玉と同じく、毎日（一日五回くらい）やりました。

やっていくうちに、だんだん上手くなり、回数も増えていきました。

そしてしばらくして、「ティッシュを吹かなくても、目の前にティッシュがあるつもりで息を吹きかければいいのでは……」と思い、「仮想ティッシュ吹き」なるものを自分で考え、やってみることにしました。

でも、これは全く効果がありませんでした。

何日か後、クリニックに行き、実際ハンガーにティッシュを貼り付けたものでやると頭がくらくらし、手足が痺れる状態に戻ってしまっていたのです。ですから、皆さんが呼吸法をされる時は、必ず実際にハンガーにティッシュを貼り付けたものでやってください。

呼吸法での先生のアドバイスは、イメージを明るくもち、肩の力を抜くようにというものでした。呼吸法もお手玉も、リラックスしながら楽しんでやるのが、いいのかもしれません。

こうしてお手玉・呼吸法を実践し始めて一カ月が経過したころ、ふと気がつくと、あれほど悩まされていた私の身体症状はほとんどなくなっていました。そして、それからはどんどん元気になっていき、数カ月後、私は職場復帰を果たすことができました。お手玉・呼吸法で、私は救われたのです。

やってみると分かると思いますが、お手玉・呼吸法は、毎日やるのはかなり面倒に感じると思います。私もそうでした……。でも、なんとか自分を奮い立たせてやってみてください。毎日、少しの時間でもいいので、とにかくやってみてください。しばらく継続してやったら、きっと効果を感じるはずです。

私は、今でも毎日朝、晩二回お手玉、呼吸法を実践し、元気に過ごしています。一人でも多くの方が、お手玉、呼吸法を実践し、健康になることを心から願っています。

ヘルスアートの展開　ヨーヨーお手玉ダンス

二十代前半　長命歩美

私がヘルスアートに出会い、ヨーヨーお手玉ダンスに出会って、体験させていただいたことをお話しさせていただきます。

私は小学五年生の時、学校に行けなくなりました。それから家に引きこもるようになって、中学生の時はある精神科の病院に通い、ほとんど入院していました。高校生になってからは、入退院を繰り返しながらでしたが、学校に通えるようになり、専門学校の進学も決まっていましたが、体調を崩し、進学を諦めました。

高校を卒業して、就職も進学もせずに、将来何をすればいいのか分からず、また家に引きこもるようになりました。精神科のデイケアに行ったりもしました。でも、二、三回行っただけで、すぐに行かなくなりました。

そんな時、お母さんが通っていたヘルスアートクリニックに通うようになりました。中原先生にお手玉やティッシュペーパー呼吸法などを教えていただきました。

最初はお手玉の「二個ゆり」も、あまりできませんでした。呼吸法もなかなか十回できませんでした。クリニックに通い始めてから、少しずつ前向きになり、私は自動車免許を取りたくて、中原先生にアドバイスをいただきながら自動車学校に入校しました。

自動車学校は私が思った以上に大変でした。何度も辞めようかなと思ったけど、自動車の免許が取りたくて、呼吸法やお手玉を努力しました。クリニックに通い、中原先生にアドバイスをいただいて、自動車学校にいる時も待ち時間などに膝の上下運動などをして頑張り、自動車学校を卒業することができました。免許センターに学科試験を受けに行く前に、中原先生に、免許センターに試験を受けに行くことを報告しましたら、お守りにお手玉を持っていくことをすすめていただきました。試験前で緊張した時など、お手玉を何回も握りました。待ち時間などもお手玉をして過ごせました。おかげで自動車の免許を取ることができました。

しかし、その後に何もやる気がしなくなってしまいました。私はクリニックに週一回通うほか、まだ別の精神科の病院にも週一回通っていたのです。自動車学校を卒業してからは、クリニックに行くのは遠くてきついからという理由で（本当は市内でそんなに遠くないのだが）、クリニックに通院しなくなりました。そして、中学生の時から通っていた病院で、薬だけもらうような通院を再びしたのです。そしたら、体調が悪くなりました。

自動車学校を卒業してから、また、引きこもって友達とも連絡を取らなかったのもあり、寂しさを癒すかのようにある精神科の病院に入院しました。しかし、入院した精神科の病院では前例がないといわれるほど体調は悪化し、寝たきりのような状態になりました。

今までの、入院していない生活というのが、どれだけありがたいことだったのかということに気がつき、退院したいと思って、中原先生に電話をかけました。

中原先生は本気で治りたいと思うのなら、ヘルスアートをやればいい、もう一回コーチと選手で頑張るか、ということまで言っていただきました。そして、薬を増やそうとしていた私に「ヘルスアートというお金のかからない薬を使いなさい」と、アドバイスをくださいました。

「退院するかしないかは先生からは言えない。自分で決めて」とアドバイスをもらいました。私はそれから勇気を持って退院しました。退院してから、ほぼ毎日のように朝からヘルスアートクリニックに通いました。最初は駐車場からクリニックまで歩くのがきつかったのですが、本気でヘルスアートをしたかったので、休憩しながら、泣きながら通いました。

家でも呼吸法やお手玉をコツコツ続けました。そして、再度ヘルスアートクリニックに通うようになってから三カ月ほどでアルバイトができるまでになりました。

アルバイトができるようになってからも、時々クリニックに行って、中原先生にアドバイスをいただいて頑張りました。

お手玉もいろんな技ができるようになり、特にヨーヨーお手玉に興味を持ち、工夫しながら楽しむようになりました。更に、ヨーヨーお手玉をしながらダンスのステップをするようになり、クリニックの診察の時に中原先生に見ていただき、ますますヨーヨーお手玉が楽しくなってきました。こうして「ヨーヨーお手玉ダンス」が誕生しました。

今では中原先生にダンス教室を紹介していただき、ダンスの勉強やお手伝いをさせていただいたりして、ついに、世界初のヨーヨーお手玉ダンス・インストラクターになることができました。ヨーヨーお手玉ダンスのインストラクターとして、指導させていただくようになり、ヨーヨーお手玉ダンスをして、笑顔になってくださる方を見ると、本当に幸せな気分になります。

お手玉は若い子どもたちの脳にも大変効果があり、最近流行のネトゲ脳（ゲーム脳やメール脳など）で不活性化した脳を再び活性化するといわれています。ヨーヨーお手玉は中学校で最近、必修化されたダンスと組み合わせて、ヨーヨーお手玉ダンスとして手軽に若い人にもお手玉に触れる機会を増やすことができると思います。ヨーヨーお手玉ダンスのこういったいいところを生かし、特に、心や体を病んだ若者たちを救いたいと思います。

私が、こんなに元気になれたのは中原先生はもちろん、支えてくださった皆さんやヨーヨーお手玉ダンスのおかげだと思っています。

あの時、病気にならずにいたら、ヘルスアートに出会わなかったら、ヨーヨーお手玉ダンスのインストラクターになることも、こんな幸せを味わうこともなかったかもしれないと思うと、たくさんのことを教えてくれた病気に感謝だなと思います。

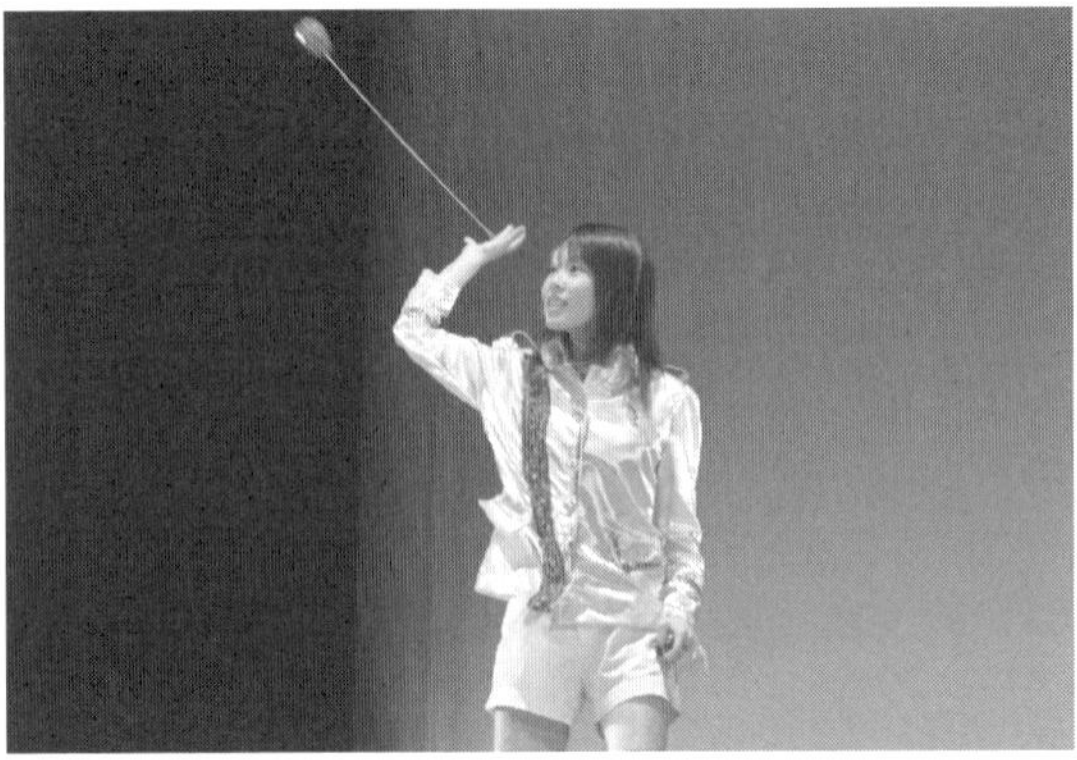
ヨーヨーお手玉ダンスを披露する長命歩美さん

私は病気を経験したおかげで幸せをたくさん見つけることができるようになりました。ご飯を普通に食べられること、歩けること、お家で過ごせること、お出かけできること、ヨーヨーお手玉ダンスができること……。

私はこの経験を生かして、ヨーヨーお手玉ダンスで多くの人の健康の手助けをしたいと思っています。ヨーヨーお手玉ダンスの楽しさが伝わるような、そして、より楽しい生活などのサポートができるような、温かいヨーヨーお手玉ダンスのインストラクターになれるように、これからも努力していきたいと思います。

自分と向き合う　ヘルスアート医療の特徴

四十一歳　上野和夫

『自分はこのまま死ぬんじゃないか？』

とっさに車の後ろシートの息子の手を握る。二〇〇二年秋、ドライブの帰り道、突然胸が苦しみ、救急車で搬送された。

「死にたくないと、心の中で叫び続ける。ようやく、国立熊本病院へ。

意外な結果が出る。心電図、ＣＴともに異常なし、何事もなかったように帰宅した。しかし、その後たびたびの胸の苦しみ、めまい、不安感。

「もしかして、死ぬんじゃないか」という苦しみのたび、済生会病院、再び国立熊本病院へ。再検査も異常なし。原因が分からないジレンマが続く。耐え切れず、二〇〇四年十一月に初めて心療内科へ、「パニック障害」と診断される。メンドン、スルピリド、ノイオミールを服用する。なんとなく元気が出てきた。

二〇〇六年四月、「夏に東京へ転勤」の話。心療内科の医師は「やめておいたほうがいい、環境が変わるとまた悪化する」と診断書を会社に提出する。薬を飲み続けることへの罪悪感。そして、一向に改善しない頭のふわふわ感とめまい。

二〇〇七年一月、ヘルスアートクリニックくまもとの中原先生のところへ。診察、そして治療に入る。まず呼吸法。そして膝の上下運動。最後にお手玉。

「四十超えて、お手玉なんて」。最初は照れくさくやっていたが、なかなか上手くできない。今度は四つのお手玉を使って先生とキャッチ。不思議と笑いが出てきた。こんなに笑ったのは何年ぶりか。そして、冬なのに汗が出る。

先生の言葉、「今を生きる」。

自分の投げたお手玉は、必ず落ちてくる。そこには過去や未来は存在しない。

「今を生きる」だけなのだ。

それからというもの、家でも会社でもお手玉を手放す日はなかった。

二カ月、三カ月がたつ。なぜか体のだるさ、頭のもやもや感が気にならない。というか忘れるようになる。通院は毎週一回、仕事前の日課。まあ通院というよりお手玉教室というか。中原先生のおしゃべり、不思議と癒される感覚。お手玉の難易度が高くなるにつれて、薬の量はどんどん減らされていく。

二〇〇七年六月三十日、三年間続いた「薬」の生活が終わった。七月には私は東京にいた。一年延期になっていた転勤が決まったのだ。

想像以上の多忙で、厳しい生活が始まった。少し不安がよぎる。とにかく毎朝の日課である呼吸法、膝の上下運動、そしてお手玉をこなす。お手玉は三個ジャグリング。東京に来る直前に特訓したのだ。

「お守りがわりに」と中原先生からいただいた薬。三カ月たった今まで、一度も口にしていない。

病気になった自分を素直に認め、どう自分と向き合うか。「生きる」とは何か、家族や友人たちを大切にしなければ、そして自分の身体に感謝しよう。病気のおかげで大事な生き方を学んだ。

医師からのアドバイス2

ヘルスアート医療で元気になった上野さんに「以前、精神科と心療内科で薬を中心とした医療を受けていましたね。今度、ヘルスアート医療を受けてどんな感じですか?」とおたずねしたことがあります。上野さんは次のように答えました。

「以前はお医者さんに一方的お任せで、本当に大丈夫かと不安もあったのですが、ヘルスアートは自分が主役で、自分の努力で次第に健康になっていくのが分かり薬も次第に減らして、薬を切っても大丈夫という自信が湧いてきました」

ここに、大きなヒントがあります。すなわち、ヘルスアート医療の素直な実践として、呼吸法、膝の上下運動（山中隆夫医学博士考案）、お手玉をていねいに行うことにより、脳を整えることを最優先する。そして、心にも目を向けて自分の心癖に気づき、修正する努力を行うことが大切です。

ヨーヨーお手玉ダンスについて

ヨーヨーお手玉は、お年寄りや子どもたちが、お手玉をする場合に、お手玉を落とし、そのたびにお手玉を拾う煩わしさをなんとか解消でいないかということで考案したものです。長命歩美さんは、これにダンスを採り入れるという思いがけない工夫で、さらに広がりを持たせています。

ヨーヨーお手玉ダンスの特徴

一、ヨーヨーお手玉は通常のお手玉遊びと比べて、お手玉を落とすことがなく、子どもやお年寄り、あるいは身体障害者にも楽しむことができる。
二、お手玉にゴムがついているので、ゴムが伸びたり、縮んだり、お手玉を摑んだり、放したり、叩いたりして幅広い応用が可能である。
三、若者好みのダンスなどに、ヨーヨーお手玉を併用すると、新鮮な振り付けのダンスに変化するので飽きない。
四、ダンスの芸術に、ヨーヨーお手玉の健康芸術が加味されて、健康的にも脳の活性化が増加する
五、ヨーヨーお手玉ダンスは日本で生まれた、世界初のダンスである。
六、その他に、
①ヨーヨーお手玉ダンスは、普段鍛えにくい筋肉の鍛錬も可能である。

②最近流行しているＩＴ機器（ゲーム、メールなど）による脳への弊害をヨーヨーお手玉で予防することが可能である。
③今後、若年者層を中心に流行する可能性がある。

学校教育にお手玉を

子どもを取り巻く環境が、急激に変化しています。

現代ほど人の命を軽んじている時代はないかのように、毎日のように人を平気で殺害したり、身内でも（子が親を、逆に親が子を）平気で殺害したというニュースが報道されています。野生動物でも親殺しのような習性がないことを考えると、現代の人は動物にも劣るようになってきているということではないでしょうか？

これら一連の現象は、ＩＴ社会である現代の社会の中に、子どもたちの脳や大人たちの脳ですら歪ませる条件が増加しつつある危惧を感じざるを得ません。勿論、コンピュータなどは便利な面もあり、スピード時代にふさわしく、色々な経験が積めるという利点もありますが、その犠牲的側面として人の脳を動物以下にしていく社会を作っている可能性も否定できないのです。九大心療内科の初代教授池見酉次郎先生は生前に「子どもの脳が危ない。心を病む人たちには、脳を整えることを最優先すべきだ」と、脳が次第に歪んでゆく現代社会を以前から想定されて、晩年の講演で幾度も警告をされていました。今こそ我々が、真剣に脳を整える社会の実現に、目を向けなければいけないと痛感しているところです。

現代では共稼ぎ夫婦が増えていること、テレビ・ビデオなどのＩＴ機器を利用しての子守・子育てが増えていること、愛情不足で育った母親が増えて、子育てに難渋していることなど、親子のスキンシップが少なくなってきていると言われています。特にＩＴが子どもの脳の発育に障害を起こす可能性が強いことは、脳の研究からも次第に明らかになってきたところです。

アメリカの小児科学会は「二歳までの子どもにテレビを見せてはならない」と警告を出しました。赤ちゃんの脳の発育に必要な親子のコミュニケーション体験がテレビなどのＩＴに奪われ、その結果、子どもの言葉や表情が乏しくなるからです。

「三つ子の魂百まで」と言われるように三歳までは模倣期で、子どもはもっぱら親の模倣（真似）をしながら育ちます。親子のスキンシップが大切な所以《ゆえん》です。

その後、最も人間らしいと言われる脳の部分である前頭葉（額の部分）が急激に発達してきます。幼稚園児、小学生の時期にＩＴに長く触れていると、前頭前野（前頭葉の前の部分）が活性化されずに、やる気がなくなったり、記憶力の低下が起こったり、感情のコントロールができずに、いわゆるキレたりします。人と人とのふれあいも下手になってきます。

最近では小学生でも携帯によるメールが盛んに利用されていますが、その結果、以上のような症状の子どもたちが増えつつある事が分かってきました。メールによって起こる脳の機能傷害を「メール脳」と呼び、テレビゲームなどによる脳の機能障害を「ゲーム脳」と呼んでいる程です。

ＩＴを子どもたちに使わせなければ防げるのですが、ここまでＩＴが普及した現代の日本では、極めて困難と思われます。この対策（前頭前野の活性）の一つにお手玉療法の応用が有効だと考えています。

私は十数年前より診療の場面で、ヘルスアートにお手玉を取り入れた「お手玉療法」を患者さんたちに行って来ました。そして、姿勢が良くなったり、笑いがでたり、集中力により今を取り戻したりすることにより、うつや不安などの不定愁訴が改善することも証明されてきました。そして、医学会で発表したり、論文にも掲載されました。以上のことから、子どもたちの脳を守るためにも、学校教育の中に、お手玉を取り入れたら良いのではと真剣に考えています。

難病と闘う

急に眼がつぶれ、両眼瞼けいれん（Meige 症候群）

教師（五十三歳）　山口早苗

解説

平成十六年二月福岡県より某神経内科の紹介状をもって来院された。紹介状の概要を記しておく。

「平成十一年六月頃より両眼まぶしい、すぐに両眼を閉じてしまうということで時々来院されています（症状の変動がありますす）。このたび平成十五年末ごろよりひどくなり、本年一月十九日に来院、上記に対してはボトックス注射が一番効果あると言われていますが、ご本人ボトックスは嫌とのことで、下記処方し効果はあります（セレネースの不随意運動に対する適応として使用）。（中略）教職で責任感も強い方ですが三学期は休職されています。外に出たくない、誰にも会いたくない、涙が出るなどあり、Depression（うつ状態）もあるのかと考えています。」

この方が、自分の体験を語った。

瞼が教えてくれた私の心癖

私はこの五年間、瞼が下がり、目が開かない「神経性眼瞼《がんけん》けいれん」という病気に悩まされ続けてきました。また、同じ頃から瞼だけでなく、声がれ、耳鳴り、皮膚炎、喘息、膀胱炎と次々と始まり、いろいろな治療や病院のはしごをして生活をしてきました。だんだん症状がひどくなり、勤めている小学校の仕事に支障を来すようになりました。

目が閉じると、なんとかして開けようと全身の力を使うので、首、肩、背中の凝りが激しく、厚い苔が張りついているような感覚があり、だんだん額や頭がしびれるようになりました。

考えることも、計算や文章を書くこともできなくなり、教室の黒板の字もまっすぐ書けず、教師をする自信もなくなっていきました。片手で両瞼を持ち上げ、手すりを持って立ち止まり、立ち止まり歩くようになり、いよいよ退職をすることに決めました。

学期の途中でしたので、三月までなんとか頑張るつもりでしたが、一月に入って、両手で瞼を持ち上げても全く開けられなくなり、休職して退職することに決めました。

教師はとても好きな仕事だったので、休んだとたん涙がひたすら流れるようになり、毎日毎日泣いていました。そして長いトンネルに入り、苦しんでいた息子のことばかり考えるようになり、辛かった過去の出来事が思い出され睡眠薬を飲んでも眠れなくなりました。

仕事で自信をなくしたばかりか、母親としても人間としても失格のような気がして、この先どうやって生きていったらいいのだろう、私の体はどうなっていくのだろうと不安ばかりが大きくなっていきました。

そんな時、縁あって中原先生を紹介していただきました。初めて来院し、診察室に入った時、きれいな絵が目に飛び込んできて、とても楽な気持ちで診察を受けることができたのを覚えています。

中原先生が力強い言葉で「必ず治ります。また仕事もできます。息子さんも射程距離に入れているよ」と言ってくださいました。

「でも、先ずあなたが元気になりなさい。あなたが主役です」と言われたのですが、頭がボーッとしていて意味がよく分かりませんでした。ただ「必ず治ります」と言ってくだった言葉が嬉しくて、息子のことまで心配してくだるお医者様に初めて出会うことができ、感謝で胸がいっぱいになりました。

それから一週間、毎日通院しましたが、初診の時の先生と違い、厳しい口調で叱られるばかりで、なんでこんなに叱られるのだろうと情けなく、病院の帰りにはいつも落ち込んで暗い気持ちで帰りましたが、「必ず治ります」という先生の言葉を思い出し、ただ言われるままに、呼吸法と膝上げとお手玉をしていきました。

この時、私には「あなたが主役です」という意味が全く分かっていませんでした。

二週目、からだが少し軽くなってきたので、薬はいただいたし、言われたことをしておけば治るんだと思い、息子や夫のことも心配になり、先生に相談せず、しばらく福岡に戻ることにしました。ところが、福岡に帰ると、また、瞼が開かなくなり、膀胱炎にもなり寝込んでしまいました。そのうえ次から次と過去のことを思い出し、また眠れなくなり、涙が溢れ出しました。家の中も益々暗くなり、夫まで暗く沈み込んで全く話さなくなりました。

この時、「先ずあなたが元気になりなさい。あなたが主役です」という中原先生の言葉を思い出し、先ず私が元気にならなければ、家庭が崩壊してしまうと思い、今度はしばらく福岡に帰らないつもりで、実家の熊本に来ました。

私の意識が変わったからでしょうか、中原先生に厳しく叱られても素直に受け止められるようになり、先生の言葉をヒントに、自分の心のあり方を反省するようになりました。また、毎日ていねいに診てくださる先生の姿勢を見て、今に集中し、どんなときも動じないで、自分のやるべきことをやり続けていけば、さまざまな症状が消えていくことを実感していきました。

不思議なことに、五年間も苦しんださまざまな症状から解放され、一番苦しかった目の症状もほとんどなくなってきたのです。何より嬉しいのは、それがどんなとき起こるか分かるようになったことと、中原先生にセルフコントロールやものの見方、考え方を教えていただき、生き方を変えることで、目の症状が軽くなることも分かってきたのです。私の症状は私の心のあり方が原因で、私の脳パソコンが誤作動し、私の心身を蝕んでいたと気づかされました。

今頃では、最悪の状態を回避できたのは、閉じることで心や体の状態を知らせてくれた瞼のお陰だったと感じられるようになり、自分の瞼に感謝するようになりました。そして、一日でも長く、脳や体を使わせていただけるよう努力することを知りました。

母親としても人間としても、いろいろと学ぶ場を与えていただき、病気になったお陰で中原先生と出会うことができ、たくさんの方々と出会い、絵を描く楽しみを知り、ヘルスアートやアロマなど、心強い味方を紹介していただいたことに感謝しています。健康幸福講座も初めは行くだけでも辛かったのですが、参加するたびに、病気も人生の宝物の一つだと感じられるようになり、中原先生のお話に大笑いし、調息調身を心がけていれば、どんな状況の中でも面白く楽しく生きていけるのだと思うようになりました。

真っ暗な闇の中にいた私が、こんなに気持ちが回復し、目が開くようになりました。また中原先生の言葉の通り、家族も明るくなり、家庭も回復してきました。

まだまだ治療の途中で油断はできませんが、これからも色々教えていただき、学びたいと思っています。中原先生をはじめ、色々な形で助けてくださった皆様に感謝したい気持ちでいっぱいです。ありがとうございました。

そして、これからも末永く宜しくお願いいたします。

完全脱毛とヘルスアート

二十代後半　大端菊代

いつも仕事でイライラしていた。仕事の夢ばかり見ていた。仕事には体調をきちんと整えていこうと思い、ちょっと風邪気味と思ったら、市販のパブロンを飲んだり、ちょっと便秘と思ったら市販のウィズワンを飲んでいた。市販の薬に依存していた。

そんななか、日に日に頭痛がひどくなり、頭痛時に飲んでいた市販の「イヴ」を一日三回飲んでいた。それでも頭痛がとれなくなり、「ナロンエース」に変えてみた。「イヴ」より効くので二週間くらい使ってみたところ、おでこが急に腫れてきた。夜に気づいたので、すぐに救急病院に行き、頭部ＣＴを撮ってもらった。異常はなく、医師より表面の腫れなので行くなら皮膚科だろうと言われ、次の日、皮膚科に行った。そこで皮膚科の医師も悩んだ末、おそらくイヴやナロンエースの副作用だろうと言われ、ステロイドを処方された。するとおでこの腫れはだんだん鼻へと降りていき、頭全体がむくんだ状態になったが、ステロイドが効いたせいか、むくみはその後とれていった。

しかし、ステロイドを飲み始めて二日たった頃から、髪の毛が抜けるようになってきた。しかもどっさりと抜けていった。それですぐに皮膚科に行ったところ、ステロイドは脱毛の時も飲むから心配ないよ。そのまま飲んでいいよと言われたが、結局は中止された。脱毛がとても怖く、別の皮膚科に行った。すると、脱毛はストレスだよ。気にしたらダメ。脱毛の治療をするならまた来なさいと言われた。そのとき、涙がボロボロ出てきて、頭痛もとれなくてどうしようもなかった。

これは心をどうにかしなければと思った。でも心療内科は薬漬けになるイメージがあり、どこに行こうか考えた。そしたら、知り合いが行った病院が確か、最後は薬もやめて妊娠したことを思い出し、すぐにその病院へ行った。そこがヘルスアートクリニックだった。

行ってすぐに心理テストを行い、お手玉、膝の上下運動、呼吸法を学んだ。仕事はしばらく休んだ。週に二、三回ペースで行くたびに中原先生の前で泣いていた。頭痛はすぐに治った。親には言えなかった。心配をかけたくなかった。言えたのは中原先生と彼氏だけだった。抜けた髪の毛はとにかく毛根が全くなかった。髪の毛は残り一本となるところまで完全に抜けてしまった（写真参照）。その頃、先生からは左手で絵を描いたり、対人関係の勉強をするように言われた。

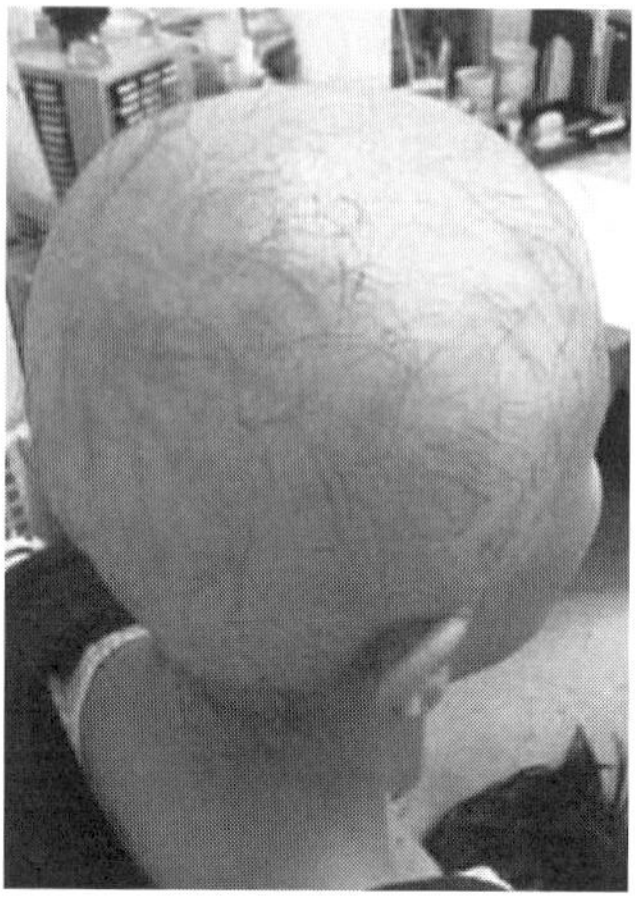

頭髪がすっかりなくなる

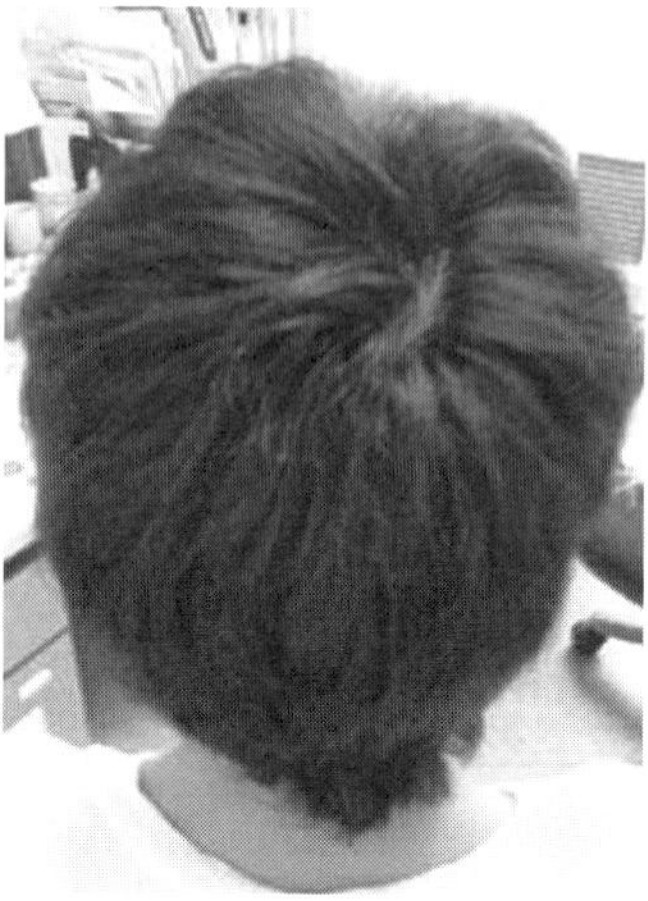

恢復した頭髪

　十一月頃からやっと白い産毛が生えてきた。先生からはそろそろ仕事復帰したらと言われ、思い切って十二月から復帰した。それからは白い産毛がだんだんと黒くなり太い丈夫な髪の毛になってきた。

　髪の毛が抜けたところから順番に生えてくる感じだった。しかし、それはとても時間がかかったように感じた。かつらが外れたのは平成二十四年の八月頃だった（写真参照）。

　その後、完治後、ヘルスアートをサボっていたら、また、脱毛が出てきた。

　不安感を解消しながら、自然治癒力を引き出してもらい、髪の毛が生えてきたのだと感じているので、ヘルスアートのおかげだと感じています。

　とにかく怖がりなので痛い治療や副作用が出

るのは嫌でした。だから、皮膚科で治療はしたくなかったのです。

ヘルスアートは治療をしてくれるだけでなく、宿題みたいにいろいろ課題を出してくれるので、自分の努力も報われてる感じがしました。とにかく、いてもたってもいられない不安感を消してくれました。今はちょっとさぼってしまってまた少し脱毛が出てきてますが、そこでもまた先生のおかげで状態が悪くなってたことにも気づきましたので、これからもいろいろと人生の勉強もさせていただきたいと思います。ヘルスアートは、中原先生はそういった存在です。末永くよろしくお願いいたします。

東日本大震災のテレビニュースで動眼神経麻痺

六十代後半　谷本昇子

私は人生で一番楽しいはずの青春時代から、まるで病気の神様に愛されてしまったように入退院、手術と次から次と病気の繰り返しの人生でした。

今から二十年前、ある友人の紹介で、当時ＮＴＴ病院にいらした中原先生にご縁をいただきました。外科系と婦人科系の疾患（腫瘍）の為に、すぐに外科、婦人科の同時手術となりました。

それまでの私は、繰り返す病気や手術にどんなに苦しくても辛くても決してそのことを顔に表すこともなく、言葉で表現することもなく、いつの日も元気で健康人のふりばかりして生きてきました。

今までの生き方が全て心を偽り、それが原因でここまで病気をつくってきたのです。

これからは二度と手術はしないようにと先生と約束いたしました。

それからも何度も、手術寸前までいくという病気の繰り返しでしたが、手術だけは避けて生きてまいりました。

その中での今回の体験発表は、三月十一日のあの東日本大震災が起きた時のことでした。その日からあまりの悲しいニュースに、泣きながら夜中までテレビに釘付けでした。

それから一週間後、突然頭にヘルメットのような大きなものが頭に落ちてきたような凄い音と一緒に、その場に倒れてしまったのです。すぐ大きな病院に行き、ＭＲＩやＣＴといろんな検査がありましたが、頭の中には腫瘍や血腫、出血などの異常は見られないにもかかわらず、みるみる左の目が接着剤でつけたようにつぶれてしまったのです（写真参照）。

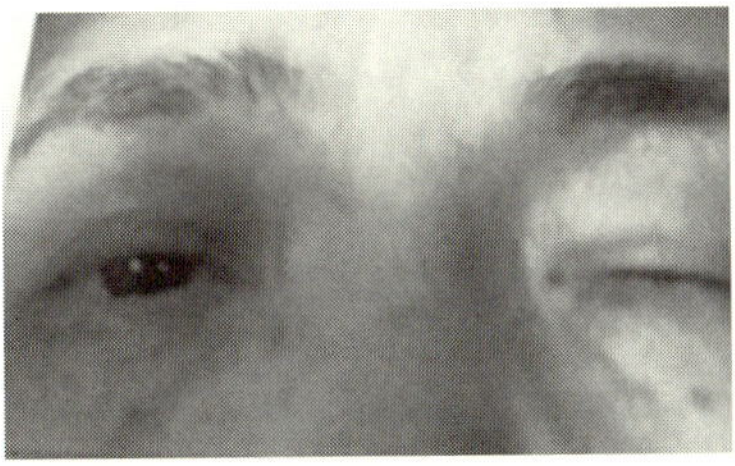

ヘルスアート治療前。左眼の瞼が完全に閉じている

原因不明の動眼神経麻痺と診断されました。

もともと血圧が高かったのですが、その時の血圧は上が二三五、下が一一三と通常より高く、先生方から「すぐ入院してください。病因を探してみますから」とのことでした。

今までいろんな病気や入院の繰り返しのことで、先生方に入院だけはお断りいたしました。今までのあまりの病気ばかりの身体は、いつしかアレルギー体質になってしまっていたのです。薬が怖く、先生方に三度ほど「薬が飲めません。薬は私の体質に合いません！」と申し上げていましたが、入院しない私に出された薬は一日に十錠そして一週間分のステロイド七十錠でした。

その後、「ヘルスアートクリニックくまもと」を開業されておられました中原先生にご相談いたし、ヘルスアート治療法で乗り越えたいのですと申し上げました。

それから約一カ月、目のつぶれたままの私はその姿に落ち込むことより、きっと良くなるとの思いで一杯でした。毎朝鏡の前で両目で見えていたことに改めて感謝し、開かない目にごめんなさいと心から詫びていました。すると、あれほど開かなかった目が一ミリ～二ミリと開いてきたのです。その時の感激は生涯忘れることができません。

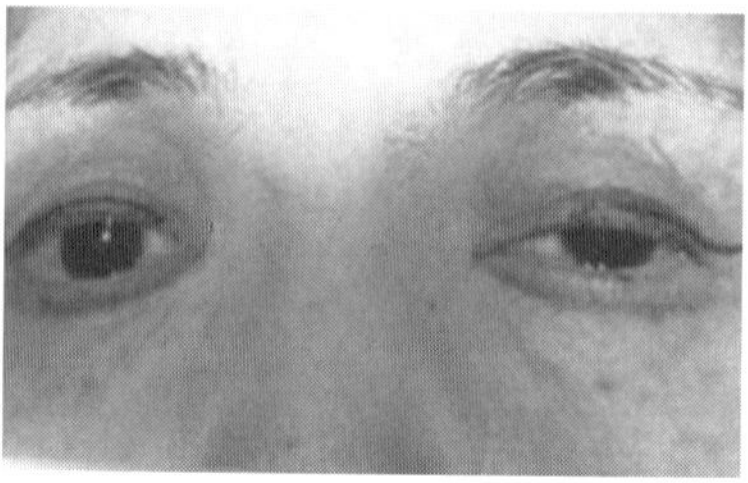

治療後１カ月。左眼の瞼は少し開いたが、黒目（虹彩）が外側に寄っている

毎日の訓練でやっと半分開いた瞬間、目の中の黒目の部分（虹彩）が外側にピッタリ寄ってしまっていました（写真参照）。ビックリしました。でも落ち込むことより訓練でした。

毎日の大変さの中、下司愉宇起さんの「星からのメッセージ」（作詞中原和彦先生）の曲が胸に染み込んでまいりました。

やがて良い方の目にも異常が出てまいりました。全ての物が二重に見えてきたのには大変でした。美しい夜空の満月も遠く離れて二つあるのです。主人も二人、ピアノも二台、外の景色が全て二重でした。

道路の二車線が四車線になり、でも、ヘルスアート治療に主人の車で通いました。家での訓練は早くからご指導いただいていたのですが、病院では呼吸法二十回、お手玉一個を右から左と目で追ったり、ボールペンの先生の手を目で追ったり、釣り好きの主人に長い棒の先に赤い玉のウキを付けてもらい目で追う訓練といろんなことをやりました。するとみるみる目が回復してきたのです。

一人で病院に通う瞬間、車が押し寄せてくるように感じたり、いろんな体験をしましたが、今回お薬一つ飲まなくて先生のご指導の通り、素直に行動したおかげで、あの大きな病院での、「何年かかるか分からない」という先生方のお話、そして、薬が飲めませんと申し上げても、七十錠のステロイド。本当に今の医学の恐ろしさを感じました。

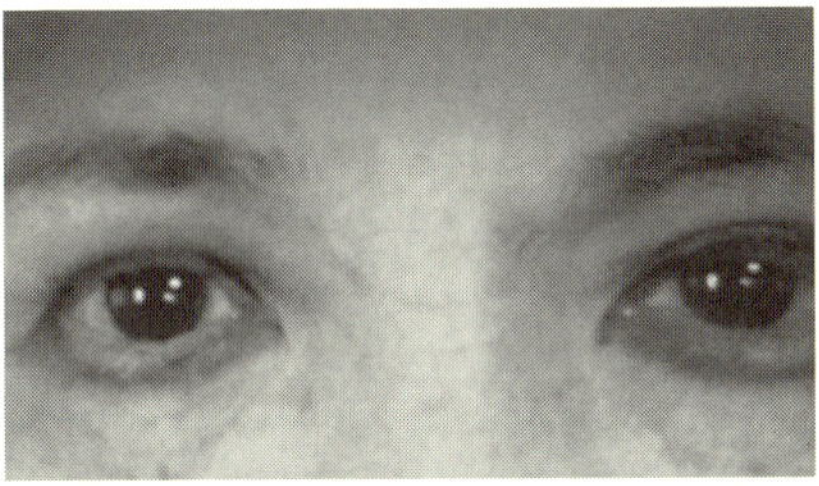
ヘルスアート治療後２カ月半。完全に治癒
（左眼の瞼が開き、黒目が中央にある）

私は今回の体験で、改めて何十年間、病気の出口ばかり大声で探していましたが、自分が主役になり、健康の入口を探すことの大切さを改めて身にしみました。

北川詩子さんの生き方（本書一二七頁参照）、ヘルスアートを身に付け、苦しみの中で作曲までして私たちに残してくださった愛と勇気に改めて心から感謝です。

今回ここまで元気に回復できましたことに、先生や主人、また周りの多くの友人の励ましに大きな幸せをいただきました。

学会で報告された北川詩子さんの症例

報告者　医学博士　中原敏博

腫瘍を乗り越え、生き方を教えてくれた

全身に腫瘍ができる病気に悩まされ、三十四歳という若さで亡くなられた北川詩子さんは、呼吸を整え、体を整え、脳を積極的に整えること、そして、心を整えて芸術で自己表現をするヘルスアートを知り、琴の演奏だけでなく作曲されるまで奇跡的な回復をされた。

北川詩子さんは、十歳で琴をはじめ、十九歳で上京し、ＮＨＫ邦楽技能者育成会などで琴演奏者として活躍しはじめていました。そんな矢先の平成九年十二月、彼女が二十三歳の時、もうれつな頭痛が出現して大学病院で頭部検査を行ったところ「脳腫瘍」が判明、十四時間にわたる腫瘍摘出手術をうけました。手術後に視力障害が残りましたが、懸命にリハビリに励み、白杖をつき、点字の勉強もしながら、琴を弾き始めたようです。当時は

まだ無理をして琴を弾くことができていたが、格闘しながら琴に取り組んでいたようです。

　五年後の二十九歳の時には、尿が出づらくなったということで検査を行ったところ「脊髄腫瘍」が判明しました。腫瘍の摘出手術をされましたが、術後には座ることも立つことも困難な状態となりました。手、足、指も思うように動かせない状態でしたが、地元のリハビリの病院で懸命にリハビリに励み、十五分程度は琴が弾けるようになったが、とても人前で演奏できる段階ではなかったとのことです。

　そんな中で、平成十九年（三十一歳）に琴を教えてもらっていた杉下知子さんから、ヘルスアートクリニックくまもとを紹介され受診しました。杖をつき、目も不自由なため、母親と一緒に病室に入ってきたようです。まず脳を整える基本である調息の呼吸法をしてもらい[1,2,3]、見えない目であったが、お手玉を握らせるところから始めたとのことです。しばらくすると、少しずつ道路のセンターラインが見えたり、青色や黄色が分かるようになったり、鏡での自分の歯の白さに気が付くようになった（呼吸法やお手玉による視覚領域の回復であった[4,5]）ようです。こういった効果が自覚され、真剣にやろうと思い始めたようでした。琴に集中できる時間も、十五分から一時間へ、そして二時間へと徐々に増えていったということでした。

　少しずつ大好きな琴が弾ける時間が増えていった平成十九年夏に、肺炎と突然の呼吸困難で大学病院に救急搬送され入院となりました。一命を取り留めましたが、検査にて両側の「腎臓腫瘍」が判明しました。あまりにも腫瘍が出てくるので調べたのでしょう、当時の紹介状記載より癌の増殖を抑制する遺伝子のＶＨＬ遺伝子異常（von-Hippel-Lindau（フォン・ヒッペル・リンドウ）病という）を指摘されていたようです。つまりは全身に癌ができやすい状態であった訳であります。担当医からは手術をすすめられたようですが、もう手術はしたくないという思いから、ヘルスアートクリニックの中原院長先生に電話で相談し「手術はしません」と告げたようです。

この頃の、本人から院長へのメールを紹介します。

病気を受け止める

「今年の夏は肺炎を起こして入院したおかげで腎臓の病気も見つかり、そしてお陰でまた自分を成長させることができました。本当に病気は受け止め方次第でありがたいものなのだなと感じています。

今までに脳腫瘍や脊髄腫瘍などの大きな病気をしてきて、私なりに受け止めて前向きに頑張ってきたつもりでした。でも私の中に腫瘍に感謝したことはありませんでした。そんなもの早く取ってしまって元気になりたい、『そんなもの』という感覚でした。今、中原（院長）先生にヘルスアートを学ばせていただいて、病気がとてもありがたいもので、感謝すべき天からの試練だということを理解し始めています。そのお陰か、不安もなく乗り越えていけると感じています（平成十九年九月一日）」

また、ヘルスアートの講座の体験発表の中でも、「肺炎で入院しなければ（腎臓腫瘍の）病気は見つからなかったので、病気に対して感謝しています。病気を通して心を成長させることができました。良いことも悪いことも皆いいことという捉え方ができるようになりました。」と大変前向きなコメントをされています。

当時の治療の中でどういったことが行われていたかといいますと、皆さんは意外と思われるかもしれませんが、中原院長先生からの指示は「『春の小川』を琴で弾きなさい」というものでした。

腎臓という臓器は、毒素を体外に排出する臓器なのですが、それだけではなく心身医学的にみて、こだわりが強く、思いがサラサラとしていないことを反映していると言われています。彼女は小手先のテクニックは使えない状態でしたので、心で奏でるという課題に対して嬉しそうに取り組んでいたとのことでした。また院長からの課題であった「春の小川」もサラサラと演奏できるようになっただけでなく、作曲まで依頼が来ていたこともあり、「この地球《ほし》に生まれて」という曲を作曲し、平成二十一年九月に大観衆の前で演奏されるまでに回復していました。

その間腎臓腫瘍はどうなったの？　と聞かれるかもしれませんが、こういった経過の中でヘルスアートに取り組まれていた成果なのか、奇跡的に腎臓腫瘍はMRI上も全く増大していませんでした。また鉄の酸化を利用した錆《さび》度の測定検査（WISMERLL社のd-ROMという検査）も、最近の研究では癌の方々は錆が高いのですが（表1）、北川さんはヘルスアートに取り組みはじめてから改善（低下）し、体の抵抗力を示す数値（BAP）も改善（抵抗力が低かった数

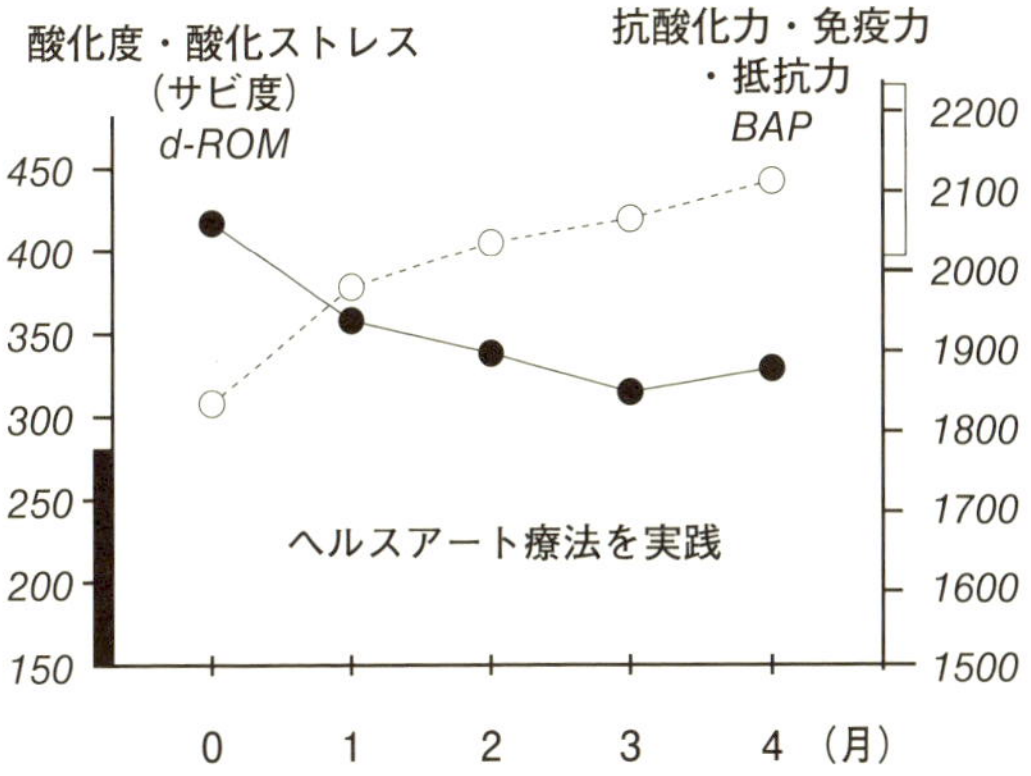

表1　ヘルスアート療法を実践した北川詩子さんの酸化度、抗酸化度の経過。中原敏博ほか 科研若手研究（平成20年～平成22年度報告書より）

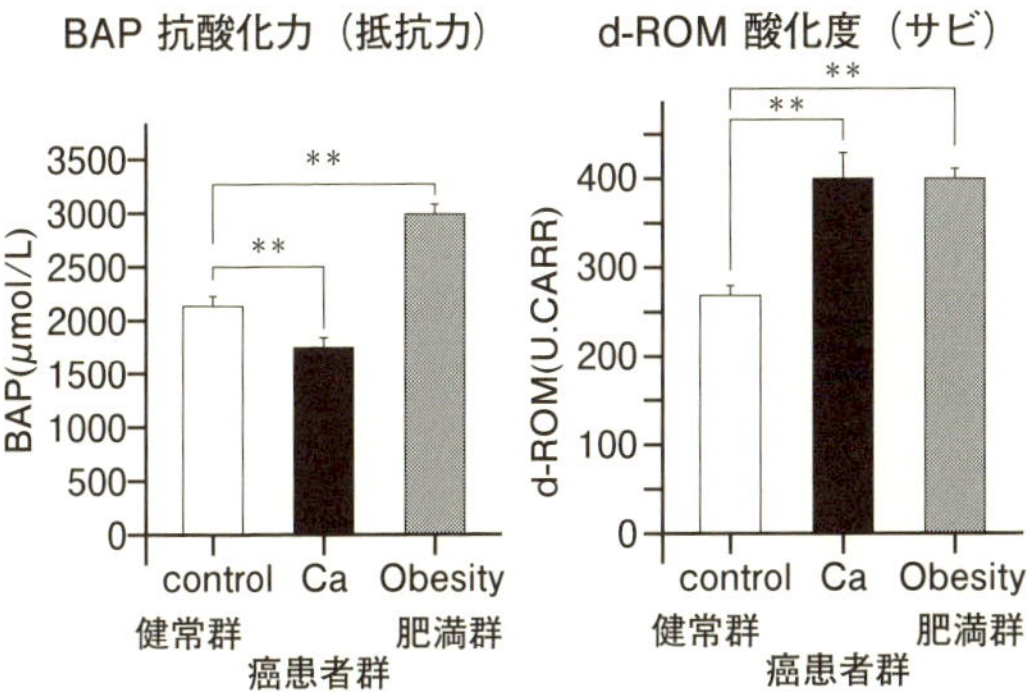

表2　健常者、罹患者、肥満郡の酸化度、抗酸化度。科研 若手研究（平成20年～平成22年度報告書より）

値が高く）されました（表2）。

この経過は抗加齢医学会[6]や心身医学会[7]にて発表させていただいたのですが、ヘルスアートを通して彼女のように免疫力が回復する場合があるのです。同年十二月三十一日朝、納豆を混ぜながら自然と息を引き取られたのでしたが、癌によって亡くなったという経過ではなかったと考えられます。

三十四歳という若さでありましたが、彼女の生き様を通して生きる勇気をいただいた方は、自分を含めて多数おられたことであろうと思います。

なぜ、我々が北川さんの生き方に感銘を受けたのでしょうか。少し心身医学的な考察をさせていただきます。九州大学医学部心療内科の初代教授である池見酉次郎先生が癌の自然退縮というテーマで、ストレスに関わるハンス・セリエ賞を日本人で唯一受賞されたのですが、その中で四つのポイントを挙げられています。家族のサポート、宗教的めざめ（信仰心を持つこと）、人のために仕事に没頭・専念すること、そして実存的転換（生かされ感、感謝の気持ち）を持つことです[9]。

またアメリカの精神腫瘍医学者であるアービン・ヤーロムは実存精神医学の権威でありますが、その方も、実存的転換（生かされ感、感謝の気持ち）の大切さを強調しています[10]。

北川さんがそうであったように、病気になって初めて「生かされていた」ということに気づき、自然の大切さやありがたいという気持ちが出てきました。

最終的には、止めどなく出現してきた腫瘍にまで感謝の念を抱くようになっていました。また自分を大切にし、自分自身のために琴を弾き、そして演奏することで周囲の方々も喜んでいただくという理想的な自己表現をされていた点も大切であったと考えられます（利自即利他の心）。

近年では、筑波大学名誉教授で、遺伝子の権威である村上和雄先生も、遺伝子のスイッチを入れるには、愛念を持って接すること、祈ること、感謝、感動、喜び、笑いの六つがコツであると述べています[11]。

まさに彼女は、ヘルスアートを通して、自分で癌抑制遺伝子のスイッチをオンにしたのではないかと思ってならないのです。

注
（1）中原和彦著『生かされて生きる』海鳥社
（2）中原和彦著『健康のとびら』海鳥社
（3）中原和彦著『「お手玉をする」とうつ、パニック障害が治る』マキノ出版
（4）Draganski B.,Gaser C., et al., Neuroplasticity: Changes in gray matter induced by

training. Nature, Jun; 427(6972): 311-312. (2004)
（5）Scholz J., Klein M.C., Behrens T.E., Johansen-Berg H., Training induced changes in white-matter architecture. Nature Neuroscience. Nov; 12(11): 1370-1371.(2009)
（6）中原敏博、中原和彦、「癌患者の酸化ストレスと抗酸化力」、第九回日本抗加齢医学会一般演題、二〇〇九年五月、
（7）中原敏博、中原和之、中原和彦、「ヘルスアート医療の緩和ケアへの可能性」、第五二回日本心身医学会九州地方会一般演題、二〇一三年二月
（8）子供の脳・心・命を守る会特別企画「脳を育み、いのちを育む〜この地球に生まれて〜」二〇一一年八月二十一日、崇城大学市民ホール
（9）Ikemi Y. Integration of Eastern and Western Psychosomatic Medicine, Kyusyu University Press,(1996)
（10）Yalom I.D., Existential Psychotherapy. New York: Basic Books; (1980)
（11）村上和雄『愛が遺伝子のスイッチON』海竜社

亡き詩子ちゃんへ、今、想うこと

北川詩子さんのお母様　北川由美子

東京にお箏の勉強に行って脳腫瘍が見つかり、そして、手術。手術をして約一年一カ月の入院生活に耐え、視覚障害のまま詩子は退院となりました。熊本の自分の家に帰り、一度、大泣きに泣いていていました。

その後、杖を持ち少しずつ外にも出かけていたが、再び脊髄腫瘍の手術のために入院となりました。退院後、リハビリのために再び別の病院に五カ月間入院しました。この若さでなんという悲劇でしょうか。

退院後、自宅から週二回リハビリに通うことになりました。そんな時、ある音楽の友人の方から、中原先生のお話をお聞きしまして、すぐに「詩子ちゃん、行こう！」と言いましたら、娘は「お母さんだけ行ってきて！」と言って自分は動きませんでした。仕方なく、私だけ中原先生のヘルスアートクリニックに行き、先生と話しているうちに気がすっきりしました。

気がすっきりしたまま家に帰ると、娘はビックリして「なんだかすっかりいいお母さんになって！　何が良かったのだろう？」と言って、自分も中原先生のクリニックへ行く気になり、早速、クリニックにお世話になりに行きました。

最初はテッシュペーパー呼吸法やお手玉ができず、泣いて帰るときもありました。家でもお手玉を右から左にやることもできずに、泣いてばかりいました。そうしながら、ヘルスアートクリニックに通っているうちに、お手玉が一回、二回とできるようになり、次第に視力も少しずつ回復し、車の中から道路の中央線がうっすらと見えるようになり、それから少しずつ病気も恢復してきました。

自由に動かなかった指もお手玉のおかげで、少しずつ動くようになり、お箏も引けるようになった時の詩子の喜びは今でも忘れません！

その後、お箏の先生のご指導のおかげで、お箏の演奏会にも参加でき、あるいは中原先生のヘルスアート的ご指導による「春の小川」の演奏やスピリチュアルな作曲「この地球《ほし》に生まれて」を演奏することにより、多くの観客を光の感動に浸らせてくれたことは、本当に詩子に選らばれた母として最高の喜びであり、名誉なことです。改めて詩子に感謝です。

詩子には各手術の後遺症の一つに、時々食べ物が気管の方に入る嚥下困難がありました。

大晦日の三十一日に朝食の時、嚥下障害から意識不明になり、突然旅立ちました。

考えてみれば、これも詩子から母への愛情かもしれません。なぜなら、私が先に旅立ったら、杖代わりの私がいない詩子に更なる困難苦痛が押し寄せてきたことでしょう。

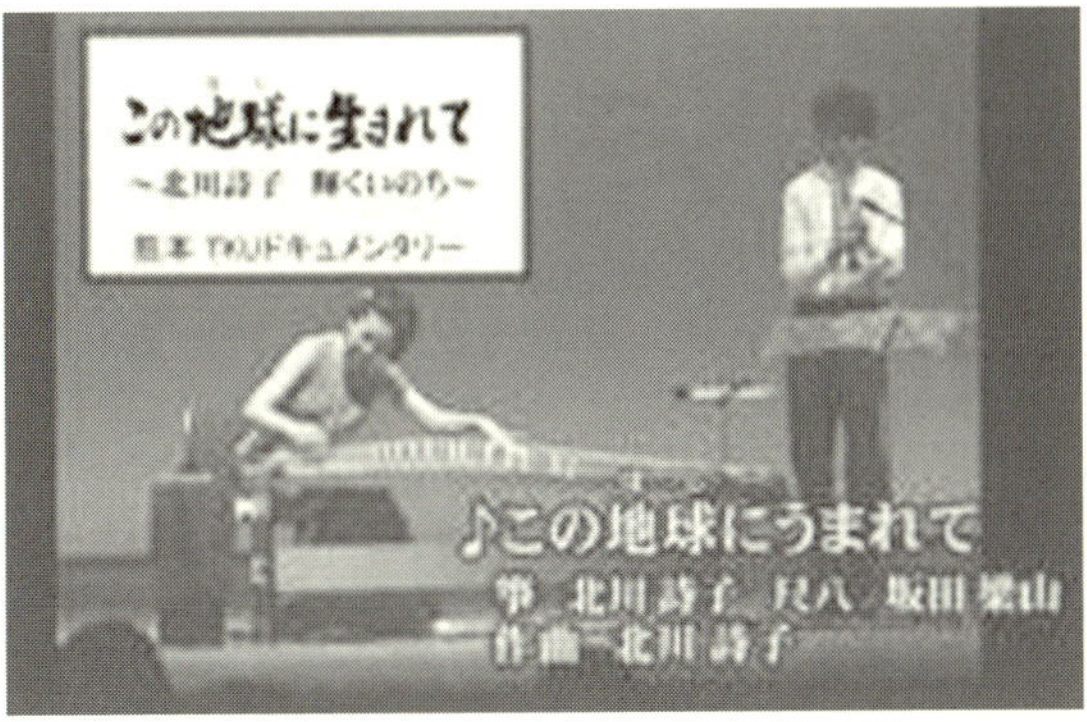

北川詩子さんのドキュメントＤＶＤを制作

詩子の死後、ある時「詩子がいなくなった今こそ、お母さんは自由に何でも楽しんでください！」という詩子の声が聞こえたことがありました。今は自分の好きな生け花や琴を弾いたりして、詩子からいただいた自由を謳歌しています。

詩ちゃん、本当に今までありがとう！

医師からのアドバイス3

山口早苗さんは、その後、福岡の学校に戻られ、好きな教師の仕事を継続して勤められました。

治療に困難な病気に出会うと、早くこの病気を取り除きたい思いから、いわゆる「病気の出口さがし」優先の心になります。しかし、難病の時は治療が困難なことが多く、あせっても無駄なのです。そこで、次のように考えることが必要です。

病気とは健康状態から不自然な状態になっていると考え、自然な健康状態に自分で戻そうと思うことが大切です。

このことをヘルスアート医療では「健康の入り口探し」と呼んでいます。反省と感謝の心は欠かせません。そして、より難病な場合ほど愛の心が必要になるようです。そして、奇跡的に早く病気が癒されるのです。

ヘルスアートカプセルを活用して

ヘルスアートカプセルで退行催眠

三十代前半（ブラジル日系二世）　パウシンコ・N

熊本へ

二〇〇七年一月十八日、十九日の今回の熊本への旅は、「来週行きたい！」と一週間前に突然思い立ち実現した初めての一人旅だった。目的は「ヘルスアートクリニックくまもと」へ行くこと。

私の人生において今、あらゆる面で大きな転換期を迎えている。これからの人生について、気付きやヒントを授かりたいと本気で願っている。私の父と中原先生は旧知の仲で、ブラジルで暮らす母が、私に一度クリニックを訪ねるようにと常々言い続けていたこともあった。

中原先生に受診を予約し、大急ぎで旅の手配をした。飛行機チケットに至っては、すでにエージェントの営業時間も過ぎており、その日に入金しないと間に合わないというギリギリの条件であったが、奇跡的にスムーズに取ることができた。

朝一番の飛行機で熊本に到着し、市内をリムジンバスでホテルまで。初めての九州に心躍っていた。なにげなく窓の反対側に目を向けると、目の前に「ヘルスアートクリニックくまもと」の文字が！　ちょうどクリニックの前をバスが通った一瞬のその時に、「ここだよ」と教えられたかのように感じ、驚いた。道順をしっかり頭に入れながらほどなくしてホテルに到着。荷物をフロントに預けていざクリニックへ。

まず、私の希望により、暗視野顕微鏡による血液サラサラ度検査と活性酸素・フリーラジカルの測定。自分の血液を実際に目で見ると改善点がよく分かる。また、性格の特徴や考え方の傾向、行動パターンなどもエゴグラムを応用した心理テストなどを参考に、メンタル面でのアドバイスもいただいた。私は臨床心理カウンセラーとして心理学を学んだ経験があり、今回の中原先生の鋭いご指摘も大変勉強になった。

そして、ヘルスアートカプセルへ。退行催眠希望のためだ。入ってしばらくすると、意識が上の方へひっぱられる感覚があり、体ごと宙に向かって上昇しているように感じられた。唐突に亡くなった祖母や祖父、叔母など所縁《ゆかり》のある懐かしい人たちの存在が心に浮かんだ。残念ながら話をするには至らなかったが、皆から温かいエネルギーとパワー（愛情）

を受け取ることができた。自分は一人ではない、常に守られていると感じることができ、とても嬉しく心強く、幸せな気持ちで満たされた。

二日目

午前中は熊本城や旧細川刑部邸や、その周辺をゆっくりと心ゆくまで散策する。歴史や自然とふれあい、心が休まる。ここでは時間が東京よりもゆっくり流れているように思える。なにひとつ慌てることなく自分の好きなペースで行動しても、不思議と全てがタイミングよく運ぶのだ。

午後、再びクリニックへ。順番を待っている間、たまたま手に取った雑誌に今の自分が知りたかった答えのヒントを発見。さっそくメモをとる。

診察室に呼ばれ、昨日にひき続き「呼吸法、足あげ、お手玉」のワークを教わり、その場で実践。リラックスや不安軽減、血流増加、活力向上などの効果がある。

そして二度目のヘルスアートカプセル。

朝の散歩でたっぷりリラックスしていたせいか、体も心も軽く、いつものように両手を丹田のツボにあてゆっくりと呼吸。今回は自分の体がどんどん宙にとけていく感覚。残っているのは意識だけ。呼吸や心臓の鼓動さえもすでに感じないくらい。

ふと父母の会話が聞こえてきた。母が父に「男の子と女の子どっちがいい？」と訊ね、父は少し照れくさい時の口調で「僕はどっちでもいいですよ」と答えていた。私は母の胎内でその会話を聞き、両親が自分の誕生を心待ちにしている様子、愛情と期待を感じていた。

場面は変わり、自分を含む四人の仲間と輪になって仲良く楽しく話し合っていた。今回の私の人生について。生まれ変わりのプランニングだった。内容は残念ながら覚えていないが、テーマは「愛と勇気」、なんとなくそう感じた。どうやら霊界にいるようであるが、私は、妊娠中の母のお腹と何度も行ったり来たりしていたようだ。そして、いよいよ今回降りたら、当分の間霊界には戻れないという最後の「フライト」に出発する時、仲間たちが力いっぱい励まし、応援してくれていた。また必ず会えるからと。

日本の高級武家屋敷で着物を着た女性の自分のイメージ。楽しい毎日を送っていた様子。夫と仲良く暮らし、十歳くらいの娘がひとり。この子は今の母のように感じた。そんなある日、夫は無実の罪で捕まり連れて行かれ、それから二度と会うことはなかった。それでもなんとか娘と暮らし、年老いて白髪になった私は娘に看取られて息をひきとった。この夫は今の私の人生ではまだ出会っていないように思う。

今の私の未来は、広くてきれいな家のイメージが湧いた。(未だ見ぬ)パートナーがおり、多くの友人が訪れる家。

最後になって「文章」という言葉がひらめいた。どういう形かは分からないが、何らかの形で今後関わっていくのかもしれない。

カプセルを出た後もまだ心地よい幸福感と、夢うつつのような感覚はしばらく続いていた。

この二日間のヘルスアートカプセルの体験で共通して得られた感覚は、私は愛され、望まれ、多くの有形無形のサポートを、たくさんの人々から、過去から現在から未来も、そしてあの世からもこの世からも受け続けているという事実を確信でき、決してひとりぼっちではないという事が心から理解できた。憂い眠れない夜もあったが、この日から心が本当に穏やかで、よく眠れ、前進する勇気と希望が湧いてきた。

ブラジルの母に電話をして、今回のヘルスアートクリニックくまもとでの体験を話した。大変喜んでくれ、私が母の胎内で聞いた父母の会話は真実であったことも分かった。

この熊本への旅は、私を守護し導いてくれている尊い存在が、必要な時に必要なことを教えてくれた貴重で必然な旅だった。滞在期間中、私は一度も地図で調べることもなく市内を自由に歩き回り、食べたいと思う料理の店に行き着き、道に迷うこともなく、欲しいものは手に入れ、時間のロスも全くなく、全てが思い通りに完璧に導いてもらえたミラクルな旅だったのである。

守護霊様、両親、そして中原先生やクリニックの方々、その他多くの方々に心から感謝します。

ヘルスアートカプセルで体外離脱

五十代前半　河田秀英

十月十八日（二〇〇五年）

衣装からみて、今から、八十年くらい前の年代のような、しかもアラブ系の人々が暮らしている市場みたいな所で、商品はあまり見えなくて人々がひしめきあって行ったり来たりするのを上から眺めている私。

次は湖を囲む緑豊かな山々があり、湖の中に島がある。それを上から眺めながら「きれいだなあ」とつぶやいている。しかしよく見るときれいな紺色は水ではなくて、宇宙の中に、山々の豊かな緑も宇宙に浮いているではないか。不思議な体験だ！

次に病院のカプセルを抜けて、病院へ来た道を、川を通り過ぎて我が家の近くのゴミ収集所へ来て、ゴミ収集車が来てきれいになっている。戸も閉めてあり、良かった。

「ありがとう」と言って、元来た道をカプセルのある方向に魂が向かう、下の風景もはっきりとよく見える。カプセルの私の体に入ったとき、何か今までとは違って体にはいってるなあと感じ、それだけが強く頭に残っている。不思議な体験だ！

体に入って五秒くらいか、良く分からないけど、「終わりました」と声が聞こえてきました。でもこの体験が、その時あんまりピンと来なかった。先生に「貴重な体験をしましたね」とおっしゃってくださいましたが、あとで、段々その貴重さが湧いてきて嬉しくなりました。ありがとうございました。

十月二十日

きれいな星空が見えた。その星空を見ながら女に生まれて良かった、今のこの体で本当に良かった、ありがとうと心からの感謝が沸いてきた。

次の瞬間、私は空の上に浮いていて地上の方を見ている。山が緑に茂ったものや岩だらけでごろごろした山もある。その上を飛びまわって岩だらけの山に向かって「ありがとう」と言うと、不思議に緑豊かな山に変わる、どの山もみんな岩だらけが緑豊かな山に変わる。心からの「ありがとう」の力のすごさです。

次に荒れた草一本もない丘みたいな所を、一人の僧侶がゆっくり歩いていた。その後を私がついて歩いていた。私はその時八歳ぐらいの子どものようでした。

僧侶に私が「ここ草一本もないね」と訊いた。そして僧侶がゆっくりと歩きながら「ありがとうと言ってごらん」と言いました。「ありがとう」と口先だけの言葉は発した。すると小さな弱々しい草が生えてきました。「今度は心を込めてありがとうと言ってごらん」と僧侶が言ったので、すぐに心を込めて「ありがとう」と言った。すると草花が咲き乱れ、木々が生え、緑わく野原に生まれ変わった。

何と素晴らしいことだ。僧侶に心から「ありがとうございました」と言ったらスーッと消えて見えなくなった。

すぐ私の側に母さんらしき人がいて、姿は良く分からないが、「良いことを教えてもらって良かったね」と言った。私もすぐに「良かった、お坊さんありがとう」と言った。そこで終わりました。

十月二十八日

先日カプセルに入って体験したことは、私が十歳ぐらいの子どもで、僧侶に心からの感謝が自分自身だけでなく周囲にもどれだけ良いかを諭した言葉だったと思います。

その時、十歳ぐらいの子どもだったということは、あなたは心の独立ができていないということ、子どものような素直な心で私のいうことを信じれば、心の独立、悟りが少しずつでもできるようになりますよと私に伝えたかったのかも知れないと思いました。ありがとうございました。

自分の心が直になるとカプセルに入る度に色々なことを教えてくださいます。ありがとうございます。

最初は口先だけの感謝しかできなくても、口だけの感謝が少しずつ心からの感謝に変わる。ゆったりとした気持ちになると、カプセルに入る度に少しずつ心が変わってくる不思議な力がある。いつもこの気持ちを心底に持っていること。

人間の欲望が少しは減ってくれば、それで少しずつ人間として心豊かになってくるのかも知れない。

医師からのアドバイス4

ヘルスアートカプセルとは、軽いリラクゼーション（リラックス状態）から深いリラクゼーションまで可能にするために作られた医療機器の一種です。効用は患者さんの状態と機器の使用の仕方によって様々です。自律訓練法や自己調整法あるいは催眠療法でも効果は似ていますが、外来の診療時間内で深いリラックス状態を体験することが大切な人には、このヘルスアートカプセルの応用が素晴らしいと思うのです。

特に体外離脱（幽体離脱）経験や前世（過去世）療法に関与する場合、あるいは解離性同一性障害（多重人格）の症例ではこのカプセルの応用がより有効と思います。

参考までに、一九八三年に体外離脱研究でアメリカのアシュビー賞を受賞した、カール・ベッカー氏（一九五一年生まれ、現在、京都大学総合人間学教授）の著書『死の体験』（法藏館）から体外離脱に関する説明を抜粋しておきます。ほとんど同じ特徴が示されているのには驚きです。

【体外離脱】

《代表的な特徴》

一、離脱体験中は、肉体は寝ころんでいるか、楽に座った姿勢をとっている。次に、意識が体から一～二メートルほど浮き上がり、硬直状態の体を見下ろす。[1]

二、場合によっては、その意識と体が銀色の糸によって結ばれているのを見ることもある。[2]

三、そして自分の意思のままに動き、壁や木なども自由に通り抜けることができる。[3]

四、しばらく動き回って地上の様子を観察した後、トンネルを経て臨死体験の際の「あの世」を見る者もいれば、軽い衝撃を伴いながら自分の体に戻る者もいる。[4]

五、《歴史と実験的研究からの解釈》

①体外離脱の起こる確率は臨死の際により高くなる。

②体外離脱した者は、肉体から離れた意識として訪れた場所の様子や出来事を正しく記憶している。このような情報は意識が離脱していなければ得られるはずのないものである。

③意識が訪れた場所で、第三者やビデオカメラ、動物などが、雲や影のようなものを目撃し感じている。そして、その位置が体外離脱者がいたと語る場所と一

致する。

④体外離脱中は、知覚の脳波がまったくない場合でも周囲の様子を知覚できる。

意識は脳以外の何ものでもないという脳・意識同一説は、体外離脱体験の研究によって、覆されつつある。[5]

注

（1）Robert Crookall, Events on the Threshold of the Afterlife (Moradabad Darshana International, 1967), pp.4-10, 24, 83-87.

（2）Benjamin Walker, Beyond the Body (London : Routledge & Kegan Paul,1974),pp.68-69.

（3）Hart, "Scientific" p.48.

（4）Crookall, Events, p.140; Walker, Beyond, p.76.

（5）C.D.Broad, "Dreaming and Some of Its Implications," in SPR Proceedings,1958, pp.57-58.

備考

「ヘルスアートカプセル by Nakahara」の効用

「ヘルスアートカプセル by Nakahara では音（聴覚）、温熱・振動（触覚）、香り（嗅覚）、光（視覚）などによる五感の刺激がある。このような五感の刺激により以下のような効用が見られる。

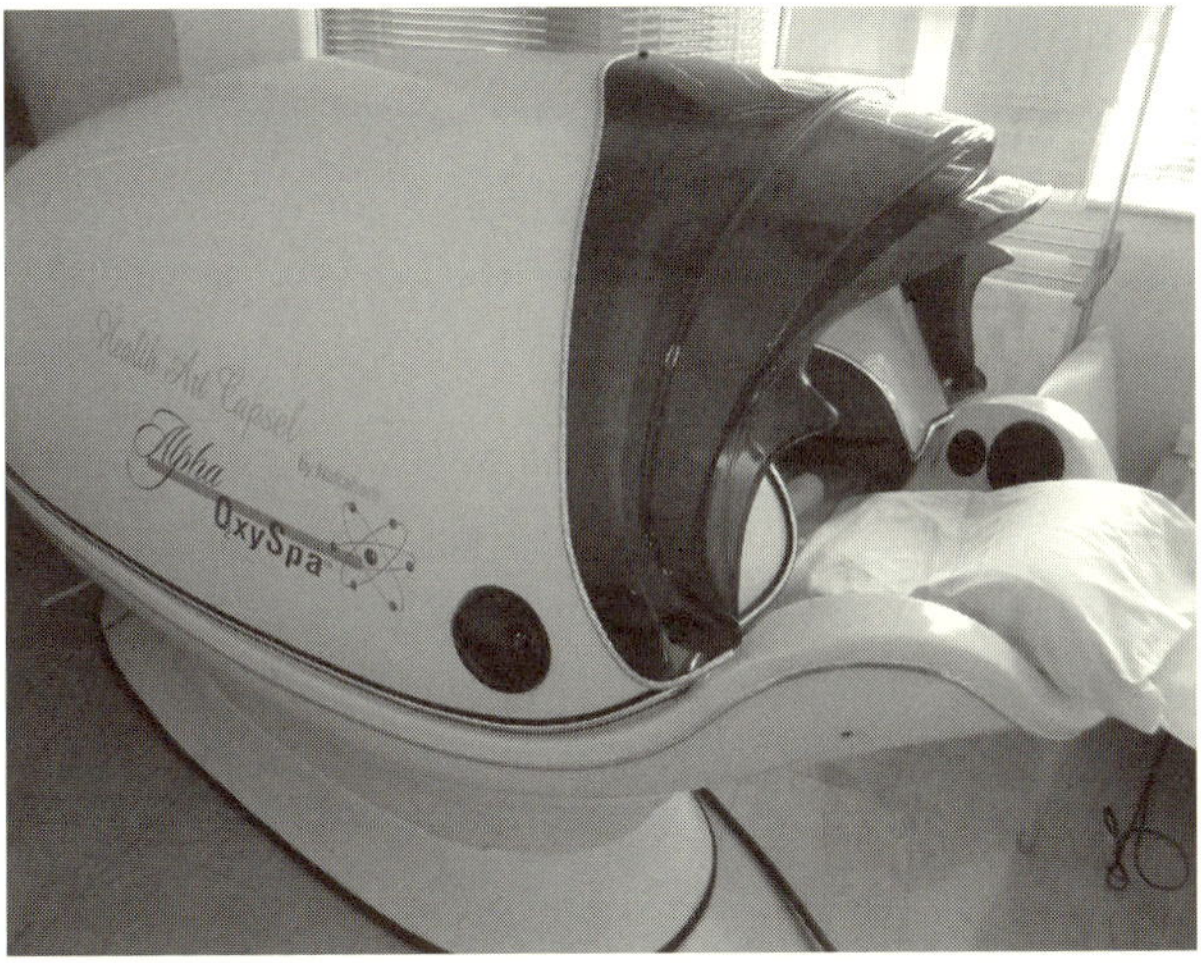

ヘルスアートカプセル

効用

一、緊張を解きほぐし、リラックス効果がある（心と体をリフレッシュ）。

二、一般的心身両面の治療。いわゆるストレス病、生活習慣病あるいは様々な不快症状（疼痛、疲労、肥満、不眠など）に対する治療効果。理想的な睡眠効果。

三、生かされ感、愛され感、感謝の心、反省の心、謙虚な心が出やすい。

四、「治療が困難な心の奥底の悪癖」を癒す効果。心癖の発見と修正、トラウマの解消、閉所恐怖症など種々の恐怖症からの解放。

五、過去の回想やイメージを応用することにより、スピリチュアルな体験ができ、今後の人生において、前向きで、明るく、温かい心への転換が可能になる。催眠効果（退行催眠を含む）、前世（過去生）療法効果がある。

解離性同一性障害の統合（治癒）

解離性同一性障害について

解説

解離性同一性障害（多重人格）の体験談を、本人の日記や手紙、感想文などの資料から抜粋しています。ただし、資料は統合前の、多重人格時代のもので、したがって、各交代人格が、記述のほとんどを掲載しています。そのつもりでお読みください。

統合してからの純粋な本人の記載は後半の「統合ってこんなに生き生きできるのですね」と、末尾の「原稿を読んでの感想」になります。この部分から先に読まれても構いません。

解離性同一性障害の統合（治癒）の体験

三十代前半　高田良子

はじめに

私は、何年も前に中原先生から私は解離性同一性障害（多重人格）という診断を受けたにもかかわらず、そのことを認めず逃げてきましたが、二〇〇六年（平成十八年）四月に「妻は多重人格」というドラマがあり、観ました。このドラマが私にありのままの自分と向き合うきっかけとなりました。

私の中には五人の別人格がいます。一つの体を五人、いえ私を合わせると、六人の魂が交代するので、エネルギーをかなり使い、疲れます。急にものすごい眠気に襲われます。

そして、それぞれの記憶は上手く繋がらず、一人の人間としてうまく心が機能しません。

ヘルスアートカプセルの中で、前世を見せてもらっていると思っていましたが、ある時、髪の長い背の高い女の人と、子どもが守護霊様と手を結んでいる前に「ありがとう」の木を育てている光景を見て、私はそれも前世だと思い込んでいました。実は、後で分かったのですが、私の中の交代人格・別の人格の姿を守護霊様にカプセルを通して見せてもらっていたのです。

私の中の本来は一つであった魂が、五つの魂になってしまっただけだと、自己表現して来なかった、いやできなかっただけだと中原先生から説明を受けました。だから、二〇〇六年（平成十八年）四月から本当の意味での治療が始まりました。

まず、最初に中原先生から「名まえをつけよう」と言われました。

大人で頭の回転が速い幸子《さちこ》さんという人格。

楽天的で人のことなど気にしない十代後半の奈々《なな》ちゃん。

甘えん坊の子どもの人格、由美《ゆみ》ちゃん。

いらいらして、暴力的な男の人格、瞬《しゅん》君。

超マイナス思考で、自分いじめの流美子《るみこ》さん。（グラビア参照）

私はすぐにインターネットで『解離性同一障害・多重人格』を調べました。

分かったことは、完治する薬はないこと。治療法も確立されていない。交代人格（別人格）との戦いのすごさ。性的虐待や虐待のせいで発症すること（私もそうでした）など、暗いことばかりでした。

しかし、中原先生の対応は、どのホームページにも載っていないものだったのです。まず、先生は「交代人格の皆に感謝だ。交代人格のおかげであなたは生きてこれた。これは感謝以外にないでしょう。ありがとう。基本は感謝だ。そして、認めてあげること、ほめること、成長することを抑えないことだよ、別人格にはちゃんと存在する意味がある」と言われました。クリニックでは中原先生は別人格の皆を認め、感謝し、受け入れてくれ、皆の気持ちに寄り添ってくれました。

私も、由美ちゃんができた時のことは、殺されなくて良かったなあ、逃げ出せてよかったなあと、感謝でき、その時その時に自己表現ができていれば、多重人格にならなかったのになあと反省しました。

本当に謎が解けていくというか、パズルのピースが埋まっていく感じで、全てには意味があるのだなあと思います。

私は、中原先生のおかげで奇跡的に多重人格を統合することができました。

私の体験談を読んでいただく方、また、同じ病で苦しんでいらっしゃる方に、少しでも、解離性同一性障害を知ってもらえたら、希望の光になれたら……。そう、願っています。

診断から治療へ、具体的な経過を本人が綴る

中原先生に私が多重人格、つまり解離性同一障害（多重人格）だという診断をいただいたのは、今から、十二年位前の秋頃でした。私は、それまでうつ病だと思っていました。だから、自分がテレビや、ドラマ、映画でしか見たことのない多重人格だと中原先生に教えていただいても、信じることができませんでした。

自分の心の中に別の人格がいて、恥ずかしいと感じたり、子どもの頃、父に、髪を掴まれものすごい顔で引きずり回されたことを思い出すような、父に対して恐怖心を感じた時、不安な時、逃げ出したい時に人格が変わる。

あなたの中にいくつかの人格がある。

子どもの人格、自分苛めや、自己否定が強く絶望感が強い人格、イライラが納まらない人格、自殺願望が強い人格がある、といきなり言われても、信じることも、まして、それを真実として受け止めることはできませんでした。

記憶がないことも気づいていなかった。かなりの葛藤があった。

今思えば、別人格たちの拒否だったのかもしれない。いつも孤独感で一杯だった。人を

信じることができなかった。なぜなんだろう？　私は他の人と何か違う。そう感じていた。

私は、中原先生に診断されながらも、受け入れられないまま、先生が勤務されている病院に通っていました。

私は、自分でも心の病気をインターネットで調べていました。うつ病、パニック障害、どれも当てはまるけど、しっくりこない。それだけ、自分が解離性同一性障害という事実は、受け入れることも、向き合うことも、私には勇気がなかったのです。向き合う覚悟と決心ができるまで、数年を費やしてしまいました。

少しずつ、向き合ってみようと中原先生に助言をいただき、自分の中にある別人格に、一人ずつ名前をつけたり、客観的にどういう時に、人格が交代するのか先生に話したりしました。でも、その時は、いや、そんなはずはない。と逃げ腰だったし、向き合えませんでした。

仕事に行けなくなるし、外にも出れず、自分の名前でいる時間がなくなり、別人格が交代で出るようになり、混乱しました。それで、私は、自分が多重人格であるという事実を、封印し、忘れて、かろうじて日常生活ができるようになりました。

しかし、ありのままの自分を認めていないのですから、絶望感でいっぱいで、中原先生との約束も一所懸命に実行しませんでした。半分、いえ、ほとんど諦めていました。もう、無理だと、思いました。

受け入れてみよう

ある時、高速道路のトイレで蛾が飛んできて、驚いて滑り後頭部を強打した時、私は、このままではもっとひどい怪我や事故にあうだろう、と思いました。

私が、多重人格であるという事実を認め受け入れ、助言通りに実行しよう。全て受け入れよう。ありのままを認めよう。後頭部の、あまりの痛さの中で、そう気づきました。

そして、次の日、中原先生に相談しました。先生から、今まで偽り隠してきたけど、多重人格だということと、向き合い克服する勇気を持ちなさいと、アドバイスをいただきました。

私には、その時の後頭部の痛みのひどさが、かえって事実を受け入れ認める勇気を出すきっかけになりました。多重人格という事実を認め受け入れた時、今まで、どうしても完成しなかったパズルが、完成したような、なくした最後のピースが見つかったような感じでした。

ここまで、文章にするのにも、かなりの勇気がいります。人の目が怖いし、なるべくなら、秘密にしたいことです。

私は、いつも自分の中で矛盾を感じていました。いつも、自分の人生なのに、他人事のように感じていて、中学や小学生の頃から、相反する自分に戸惑いを感じていました。とても社交的で積極的で気が強く、誰とでも仲良くなれる自分と、すごく人見知りで人をものすごく気にする自分、びくびくしてる自分。男の子のように、乱暴な言葉使いと、すぐきれる自分。そして、男の子のような気の強さと、もろさ、繊細さに。

実際、その頃は気が強く、どちらかというと、不良の友達もいたし、人前では泣くのは、悔しくて涙を見せたことがありませんでした。いつも、人が怖く、おどおどしてる自分、その正反対の自分の心がありました。

私には、いつも疑問がありました。ある時は、発表をしたりできるのに、近所の人を怖がったり。人が好きで、好奇心旺盛なのに、人が怖い、信じられないと思っていたり。運転も、男のようなさばさばする運転をしたり、人見知りなのに、それが、まったく平気な時があったり、普段がまるで別人のように感じていました。

インターネットで、『多重人格の妻』という本を書いた映画監督が、NHKに出た時のHPをみました。二〇〇〇人から五〇〇〇人の多重人格の人が日本にいるけど、治療をうけているのは、多分三十人だとのことでした。それは、日本には多重人格の治療ができる、またはしてくれる先生がいないとのことでした。
アメリカとの違いも、載っていました。

今の、私の中の別人格。
繊細で、頭が切れておとなしい幸子さん。
天真爛漫で、好き嫌いがはっきりしている、良い意味での自己中心的な奈々ちゃん。
甘えん坊で、子どもの由美ちゃん。
うつ病的で、自殺願望や、絶望感・不安感の強い流美子さん。
きれやすく、暴力的、両親を憎んでる男の子・瞬君がいます。
昔は、もっといたと思います。

治療の始まり

二〇〇五年四月
本当の意味での解離性同一性障害の治療が始まったのです。

その前の別人格たちの拒否と反発は、すさまじいものでした。自分が許せず、壁に頭を何度もぶつけたり、自分で、自分を叩いたり……。それでも、抑えきれない怒り、イライラがありました。

昔から、不思議な現象はありました。その時対応する人によって自分が全く違う感じがありました。優しい自分、男の子のように力が強く、普段は持てない物を片手で持てたり。ものすごくおとなしい自分、能天気な自分、てきぱきしてる社交的な自分。でも、まさか多重人格なんて思いもしなかった。

テレビやドラマ、小説、映画で知っていた多重人格と、私は違っていたから。うつ病さえ偏見がある現実。だけど、確実に増えてきてる解離性同一性障害（多重人格）。

中原先生が、最初に別人格たちとコンタクトを取ろうとされた方法。よくあるリラクゼーション療法でした。私は、いえ別人格たちは嫌がり、出にくいと言いました。療法中の私は、何だか頭の中でたくさんの声がしていて、混乱しているのに、意識ははっきりしてる。そんな感じでした。

中原先生は、別人格たちに呼びかけます。私は、意識の奥の方で、そのやり取りを聞いていました中原先生の呼び掛けに反応したのは、私ではない別人格でした。

はっきり覚えていないのですが、頭の中のたくさんの声が止まると、声はひとつになりました。今でも、どの別人格の声だったのか、私には分からないままです。

その声は、はっきり中原先生に言いました。

「これじゃ、出にくいし、話せないよ。無理だよ」

リラクゼーション療法なのに、意識ははっきりしてる。でも、私は声を出すことができませんでした。

別の声、別人格は中原先生と何か話し始めました。その内容は、全く私は覚えていません。

リラクゼーションを解かれ、気がつくと私は涙が溢れて止まらず、何ともいえない気持ちで呆然としていました。その後、診察室にふたたび入りました。

中原先生は今のことを覚えているか、たずねられました。

私は、ありのまま、覚えているような、覚えていないようだと話しました。

この時、私は自分の頭の中でたくさんの異なる声を聞いてかなり混乱していました。

今のは何だったんだろう。すると、私だけど私ではない者が、中原先生と何か話を始めました。そして、中原先生は微笑みながら、ヘルスアートカプセルに入るように言われました。

した。

「何も心配はいらない。これからが、本当のスタートだよ」

私は、複雑な気持ちで、カプセルに入りました。

この時のカプセルでの潜在意識との対話は、私は全く憶えていません。今もです。

一年間は、ヘルスアートカプセルの中で、自分の潜在意識との対話が始まりました。その一年間は、前世……。次の一年間は、多重人格、別人格たちとの対話が始まったのです。

この頃の記憶の時系列が、実は、私にはあやふやなんです。

世にも奇妙な壮大なパズルが、一つひとつ埋まっていきました。

私は、中原先生のクリニックに行くたびに、カプセルに入りました。

ヘルスアートカプセルに入ると、カプセルの形態は全く感じません。眠っているような起きているような。カプセルの中なのに、広大な草原に寝転がってるみたいです。

最初に見たのは、この世とは思えない光。

私はお腹の中の胎児みたいです。私は羊水に浮かんでる胎児を、違う次元に見てるみたいな感じでした。

すると、何か人の声が、お腹の外から響いてきます。胎児は、目を開けて、声を聞いています。

私は、今度はお腹の外にいました。若い頃の父が母のお腹に耳を近づけ、何か楽しそうに話していました。

するると、何だか暗い場所？　何にもない空間に私はいました。いきなり、大きな光の玉みたいな物体が、目の前に現れました。私のそばに光の玉がきて、私の心に直に話し掛けてきました。テレパシーのように、それは伝わってきました。

「何も怖いことはないのです。ありのまま、受け入れなさい。心配もいりません」

私は、とても穏やかな気持ちになりリラックスしていきました。

前、ドラマで「妻は多重人格」というのが、あった。それを観て、何か感じるものがあった。

中原先生のヘルスアートクリニックでのカプセルでの体験から、徐々に自分と向き合うようになっていく。そして、自分が「解離性同一障害」、多重人格だと分かった。

いや、中原先生は、分かっていた。私が自分で気づくまで待っていてくれたのだ。

中原先生のすごいところは、多分、こんなコーチいないよという捉え方だと思う。中原先生は、

「あなた（主人格）の中にいる皆さん（交代人格）は、あなたにとって先生なのだよ。お

手本なのだよ。皆、良い子ばかりだ。あなたの苦しみや辛さ、色んなことを、請け負ってきてくれた。だから、まずはありがとうだよ。自己表現をしてこなかったあなたに、自己表現のお手本をしてくれているのだ。あなた（主人格）が、一番未熟なのだよ。あまりにもマイナス思考だと生きていけないからね、生きる為に交代人格は生まれてくれたのだよ。あなたを助けるためにね。基本は感謝だよ。大丈夫」と言う。

私の中の交代人格は、幸子さんという頭が良くて、全てを知っていて大人の女性であり、由美ちゃんという子どもの人格を守る為にも生まれた。

由美ちゃんは、私が子どもの時、知らない人に性的虐待されそうになって、生まれた人格。私には、記憶が全くなかった。

これも、中原先生のコーチにより、今は受け止めている。

他にも、天真爛漫で、能天気な奈々ちゃん、中学生の時、保健室で不良に痴漢された時できた男の子の人格・瞬君。

十七歳の時、いじめにより自殺未遂した時にできたうつ病的・マイナスス思考の、でも、優しい流美ちゃん……がいる。

中原先生は「自己表現できなかったあなたの、心が防衛反応としてつくったのだね。だから感謝なのだよ。ありがとう。そして受け止める。貴女が、交代人格の皆から、学び、成長していくこと。心配も要らない、焦る必要もない」と言われる。

二〇〇六年五月二十二日

中原先生のお陰で、仕事もできるんだなあ。ありがとう。

中原先生の治療、アプローチは、すごいなあ。

まず、交代人格を認め受け入れることから始まった。ありがとうを言い、感謝すること、これが基本。交代人格の皆に、「味方だよ。今まで、主人格の良子さんを助けてくれて、ありがとうね。感謝している。もうね、出てきていいよ。良子さんも、認めて受けられるからね」。

私はそれからは、交代人格が出ている時にも、記憶があるようになった。

交代人格は、主人格の良子さんが自己表現できず、抑えて我慢してきたためにできたのだから、抑えてはいけないこと、中原先生との約束は守ることと、色々なルールを、中原先生と交わすようになった。

中原先生の応対に、交代人格は、最初は天真爛漫な奈々ちゃんが先生の前に出てきて、話すようになった。母の前でも出てくるようになった。そして、奈々ちゃんの勉強が始

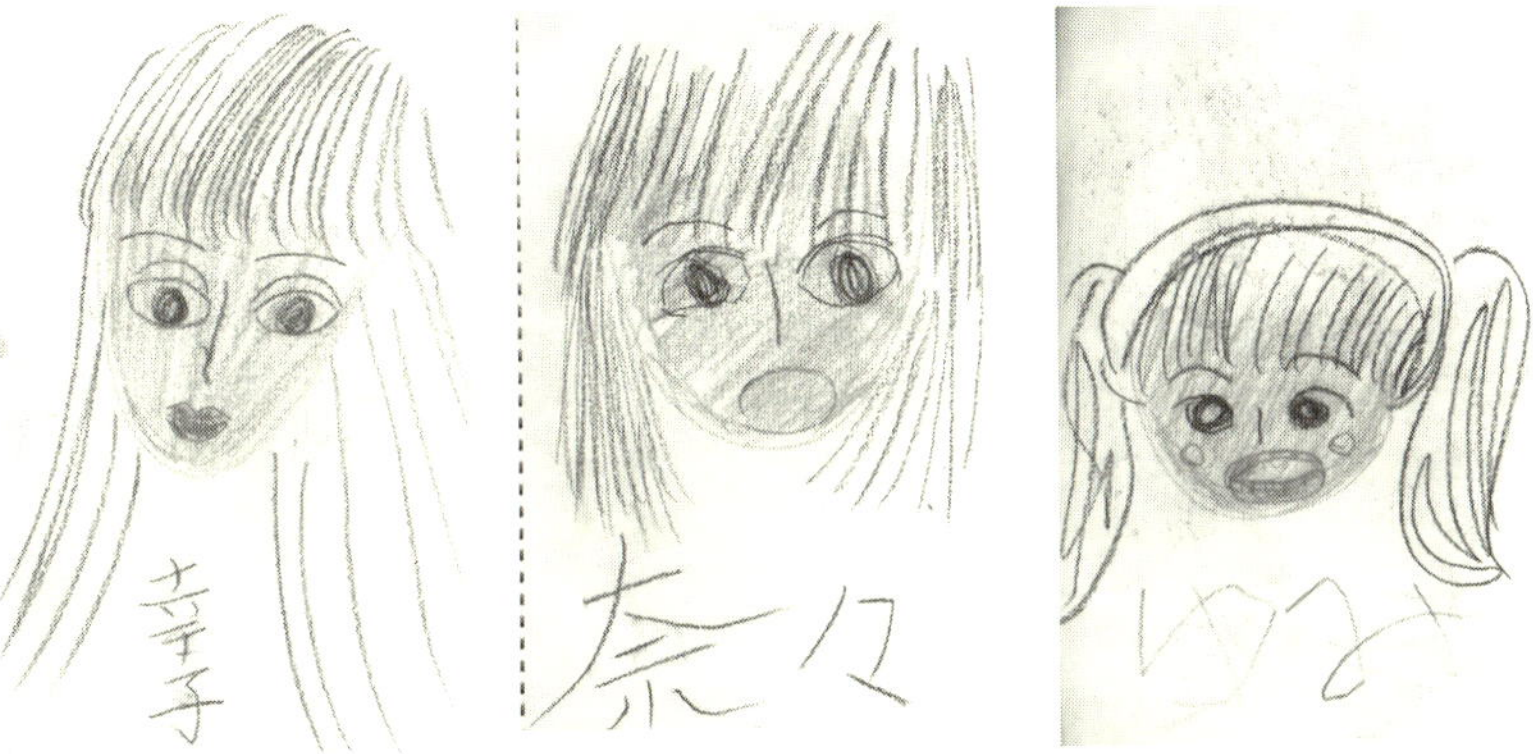

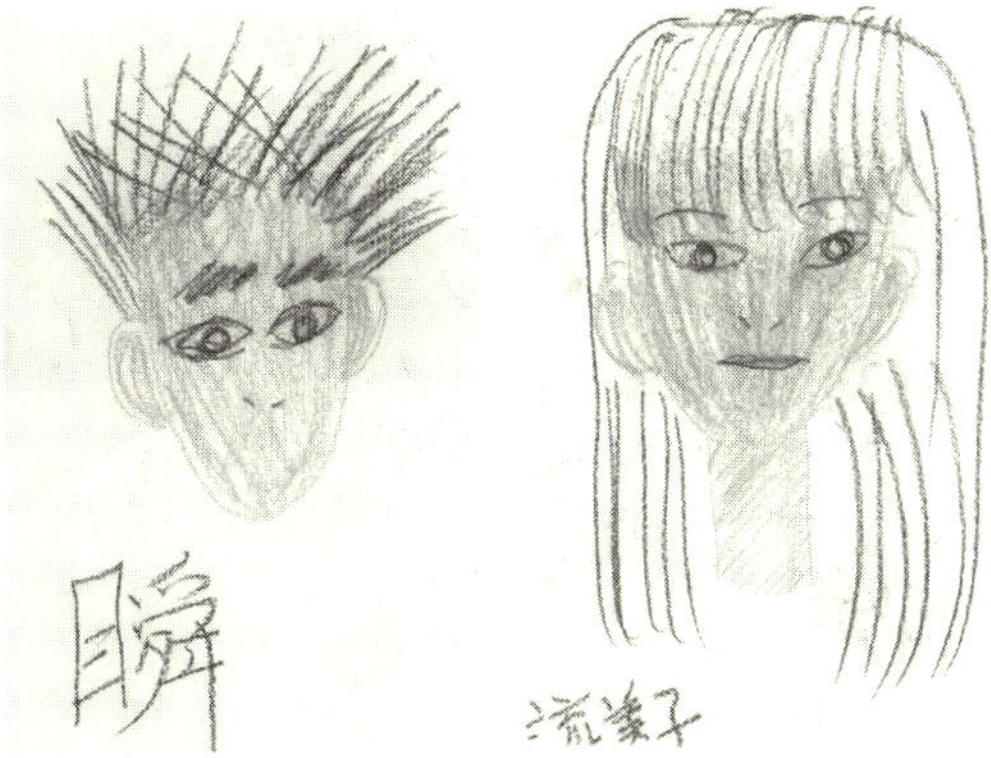

本人が描いた５人の別人格の絵。
多重人格……別人格（交代人格）たちの絵。別人格が各々描いたようだ、カラーはグラビア参照）

まった。学び始めたのだ。待つということを。

　とてもお喋りで天真爛漫で楽天的な奈々ちゃんは、十代後半。私が羨ましいくらい、堂々と中原先生にも対応するし、敬語も使わないし、好き嫌いがはっきりしている。人の顔色もうかがわない。中原先生にも遠慮なく質問する。

　あー、本当に羨ましいなぁ。声も高く可愛らしい声だ。家族も、私が解離性同一性障害だと明るく受け止めてくれた。本当に、中原先生に感謝です。

成長する交代人格

交代人格は、中原先生との約束を必ず守るし、先生を信じている。

もしかしたら、私より素直で努力家かも。最初の一カ月は、中原先生の言葉通り、それぞれの人格たちが、思いっきり自己表現を始めた。自分たちが、どうやってできたか、いつ頃、どのような状況でできたのかも含めて話し始めた。

私は、前は交代人格が出ていることにも気づいていなかったし、記憶もなかったが、今は記憶があるので、まるで、パズルが埋まっていくように、今までの謎というか、全てのパズルのピースが埋まっていくような感じだった。

最初、流美ちゃんは催眠状態でしか出てこなかった。言葉も遅く、字も書けなかった。中原先生の「練習してごらん。下手でもいいからね」を守り、話す練習から始め、今では字も書けるし、話せるようになり、催眠状態でもなくて……。

中原先生は、「流美ちゃん、大分お話が上手になったね。字も書けるようになったのだね。すごいね」と、褒めてくれた。こういう感じで、交代人格はものすごいスピードで努力し始め、成長が始まった。中原先生の言うことを素直に聞いて。

仕事中は、流美ちゃんや、瞬君は出ないので、仕事にも支障はなく過ごすことができた。ただ、異様に眠かったり、きつかったりはしたのだけどでも、基本は感謝だよね。

多重人格、解離性同一性障害のＨＰを色々見ていると、交代人格への対処法や対応が、中原先生と他では全く違う。

男の子の人格の瞬君は、最初中原先生に警戒していた。暴力的で、イライラしていた。飼い犬をけったり振り回したり、虐待していたのだ。しかし、中原先生との対話で、瞬君の孤独や苦しみを先生は認め受けいれてくれたと知ると、変化が、いや成長が始まった。

私も、中原先生と瞬君の対話により、瞬君が、父からの虐待の恐怖、祖父から包丁を突きつけられた時の恐怖や、色々な恐怖を一身に受け取ってくれていたことも分かった。

本当は、優しいのだということも。そして、本当は父と同じ行いをする自分が嫌いなこと。瞬君は、苦しんでいて、自分が恐怖や痛みを請け負ってきたのに、誰も受けいれてくれなかったことを、私は知った。

中原先生が初めて瞬君に笑顔で対応し、その気持ちに気づいていてくれて「ありがとう」と言われ、驚き戸惑っていることも……。

いつも、瞬君に向けられていたのは、恐怖と虐待、険しい表情だったこと。そして、瞬君は、中原先生を信頼し、約束の「暴力をふるってはだめ」を守ってくれるようになったのだ。

抑え込もうとするから、暴れる。抑え込まれてきた、抑えこんで来た結果、交代人格はできるのだからだと、中原先生に教えられ納得した。

二〇〇六年五月二十九日
交代人格は一カ月の間、家族や中原先生を相手に、過去を話し出した。ヘルスアートのお陰で、それらも何とか受け止めることができた。

中原先生曰く「魂が五つに別れただけ。交代人格ができたトラウマは、先生に話して終わり」。

子どもの人格、由美ちゃんは、過去のトラウマを話した時、私は、そのことをまったく記憶がなかった。由美ちゃんの記憶が私に伝わった時、恐怖とパニックが正直、すごかった。泣いてすごかった。ショックが！　小さい時に、知らない男の人に、ナイフを突きつけられいたずらされそうになった。危ない所で、何とか逃げられた。

その時の記憶は、全くないのだから、受け止めるのは容易ではなかった。

しかし、由美ちゃんの「この記憶は、主人格の良子さんが、持つ必要はないの。私が引き受けていればいいの。良子さんが、背負わなくていいの」と言ったと、中原先生の診察での言葉で、受け止めることができた。

「由美ちゃんに感謝だね。請け負ってくれて。主人格の良子さんは、請け負わなくていいって、優しいね由美ちゃんは。本当に感謝だよ。由美ちゃんが自己表現できたことを喜んであげればいい。由美ちゃんが苦しみ、辛さを吐き出せたことが大事だからね。由美ちゃん、ありがとうね」

そして、由美ちゃん自身も成長が始まった。

二〇〇六年五月三十一日
中原先生が、言われたことの中で「多重人格・解離性同一性障害の人の治療、健康の入り口に向かうのには、同調・共感すること、そして、たずねることが大事だよ。抑え込んでもいけない。暴れるからね。だって、交代人格のみんなのお陰で、あなたは生きてこられたのだよ。感謝でしょう」。
中原先生の診察中にも、幸子さん、奈々さん、流美ちゃん、由美ちゃん、瞬君が、代わる代わる出てきて、中原先生とお話した。
中原先生は、皆に感謝し受け入れ、楽しそうに話を聞いてくださり、共感し、交代人格の皆にたずねられた。

中原先生「今日のカプセルでね、また、色々分かると思うよ。楽しみだね」。

ヘルスアートカプセルでの体験は、今の私は、受け入れること、認めることができた。今じゃないと、前だと受け入れることができなかったかもしれない。

カプセルでの、自分の潜在意識との対話で分かったこと。

交代人格の皆が、手をつないでいた。私はそれを見ている。すると、その皆の後ろに五，六歳ぐらいのやせ細った少女が見えた。びくびくしていておどおどしている。その他の感情はなく、無感動な少女。

交代人格のまとめ役の幸子さんが、「その子が、主人格の良子さんだよ。未熟で、成長が止まっている。感動もなく、自己表現を学んでいない少女のままです」と言った。

今まで、何度もカプセルで自分の潜在意識と対話させてもらっているが、この少女が、出てきたのは、この日が初めてだった。

中原先生に、それを話すと「やっと、本当の自分に出会えたね。おめでとう。皆も協力してくれて、ありがとうね。見せてくれてありがとう。良子さんも、やっと自分が分かったよ」と、言われた。

二〇〇六年六月六日

多重人格というと、イメージがある。

私もそんな一人。端から見たら、私が解離性同一性障害なんてまったく見えない。

交代人格たちへの対応さえ間違えず、抑え込んだりしなければ、自分にも、他人にも怖いことをすることはない。ただ、自己表現する場がなく、別の自分を作ることでしか自分の心を守れなかった。ただ、それだけ……。

中原先生との約束は、律儀に守り、成長を始めている交代人格たち。お互いを認め、中原先生に思いやりの心を学んでいる。すんなり行くかと思えば、やはり壁がある。当たり前だけどね。

幸子さんは、冷静沈着で、切り替えが早く、対応していく。奈々ちゃんは、甘え上手で、素直。楽天的で、嫌味なく自分の気持ちを伝えられるし、他人を気にしたり比較したりもしない。そして、一番簡単に出てきて、中原先生におたずねする人格。

由美ちゃんは、子どもで、甘えたい時出る。

瞬君は、やはり、中原先生のヘルスアートにより、成長し我慢することを覚え、あっさり、さばさばしてきたように思う。最近は、奈々ちゃんのまねをして出てきたりもする。

流美ちゃんは、マイナス志向で、言葉も行動も遅く、未熟。自分を虐め、比較し、落ち込んでいく。が、中原先生は、流美ちゃんをとても認め受け入れ、褒めてくれる。流美ちゃんの成長を促がしてくださる。その結果、成長中で、中原先生のヘルスアートを理解しようと努力してくれている。

中原先生の他の人格たちへの「流美ちゃんも、ちゃんと認めてあげてね。すごく、努力している。今は、出ると体が疲れやすいと思うよ。嫌がらず、お願いしてごらん。流美ちゃんに、思いやりをしめしてあげようね。この時は、出て自己表現の練習をしていいからね、と約束してごらん。きっと、守ろうと努力してくれるよ」。

交代人格たちの成長は、時に私に混乱をまねいたり、疲れやすくなったりもする。

中原先生が、それらをプラスに変換して、お話してくださり、目からうろこです。

二〇〇六年六月十四日

クリニックで診療中、私は幸子さん、奈々ちゃん、由美ちゃん、流美ちゃん、瞬君と全交代人格が、中原先生とお話するのを聞いていた。今は記憶があるので、交代人格が何を言っているのか分かる。

毎日毎日、交代人格たちは、中原先生との約束を守り、成長していってくれる。ありがとう。たまに、暴走する時もある。だけど、中原先生の対応の仕方で対処すると落ち着いてくれる。

クリニックには、ヘルスアートカプセルがある。カプセルでの患者さんたちの体験談は、講演会で何度か聞いたことがあるのだけど、不思議だけど、効果がちゃんとある。

カプセルの中で、自分と交代人格は会話できるようになってきた。

守護天使が、「幸子さん、奈々ちゃんは、人を信じること、許すことを学びなさい。瞬君は、我慢と思いやりを学びなさい。

子どもの人格、由美ちゃんに、他の人たちは愛情をかけること、由美ちゃんの気持ちを分かってあげることを学びなさい。

流美ちゃんは、リラックスを学びなさい。自分をありのまま受けいれていき、学び成長していけば、必ず一つになれる。お互いに良い所を学びあいなさい。そうすると、会話できるようになるから。焦らないで大丈夫。

今は、交代人格の皆が主張したがっている。それを抑える必要はない」と。

私・基本人格（主人格）の良子は、この前のカプセルの時より、顔色が良くなっていて、無表情の子どもではなくなっていた。

中原先生曰く、「五人の交代人格も、あなたも愛情が足りない。相手を思う気持ち、気配りを学んでごらん」。

中原先生の治療法に、感謝です。

二〇〇六年年六月二十九日

診察中、初めて長く幸子さんが、中原先生と話した。

私が、高校生の時、数学を一〇〇点取らないとあわや留年か、ということがあり、私はその時一〇〇点を取り無事進級できたのだけど、それが、実は幸子さんだったと、中原先生に話しているのを聞いて驚いた。

実は、その次のテストでは、数学は五十点も取れず、担任に「あれは、まぐれだったのか」と言われた。一〇〇点取れたのは、それ一度だった。幸子さんは、とても頭が良く、機転が利く。私良子とは大違いなのだね。

仕事でも活躍してくれるから、仕事ができているのね。ありがとう。そして、流美ちゃんも随分成長し、今では大分話すのも上手になり、自分を虐めることも少なくなってきている。

中原先生　「ちゃんと、役割があるのだね」

幸子さん　「そう、あるのです。場面、場面で対応する人格が決まっているのでしょうね。

私は、良くは分かりません」

その後、瞬君が出てお手玉をしてみた。できなかったけど、さすが男の子の人格。すぐできるようになって、中原先生に自分の努力を話し始めた。中原先生はにこにこ聞いてくださった。

流美ちゃんに、嬉しいという感情が芽生え始めたことを、流美ちゃんが話した。それは、中原先生に言われたとおり、自分が出ることができたら、他の人格に感謝すること。この約束で、流美ちゃんは、感情の成長が始まったのだと。

二〇〇六年七月九日
多重人格の治療は、順調に進んでいる。

今度は、私の母が、いかに冷たく、思いやりのない言葉で家族を傷つけてきたかが、交代人格の瞬君に叱られたことで母が気づいた。

交代人格の瞬君は、母に向かい「いつまで、気づかないの。冷たい言葉、思いやりのない言葉を発すれば、それは、自分に返ってくるのだよ。いつまで、押しつけるの。なぜおたずねすることができないのだ。練習だよ。

お母さん、あなたは、被害者だと思っている。でも違う。あなたが冷たく傷つけるから、家族や良子さんから冷たい言葉が返ってくるのだよ。なのに、いつもあたられるって、落

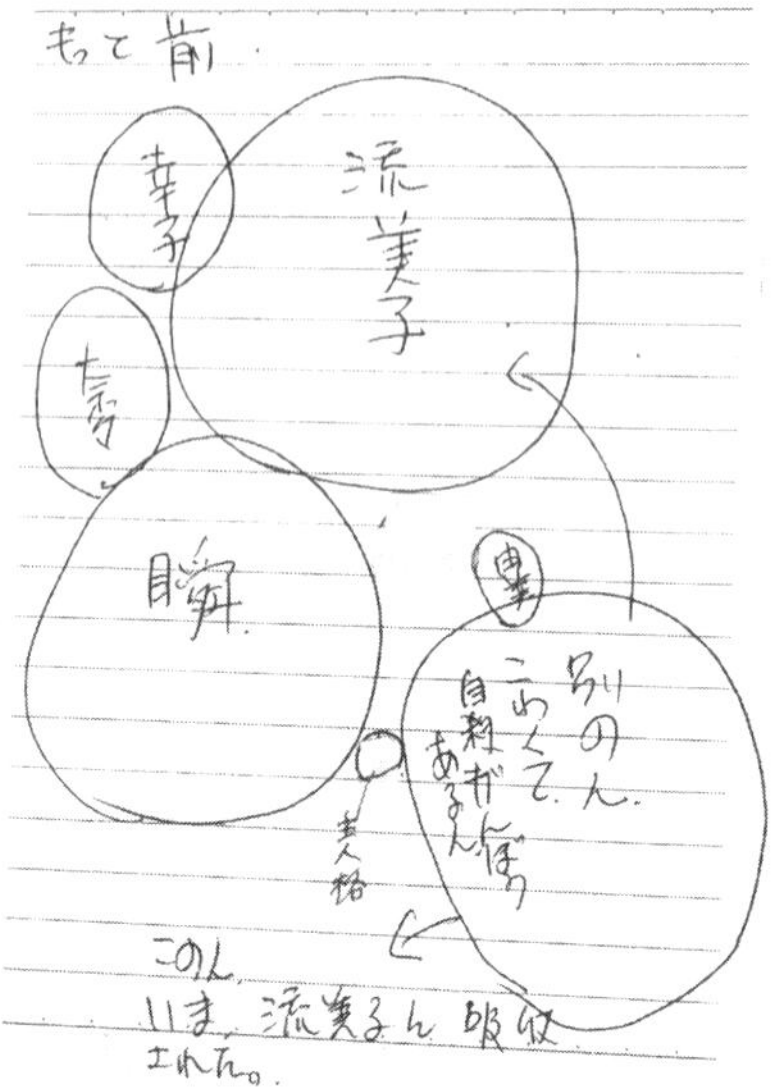

患者が作成した５人の別人格の関係図１

ち込んで泣いている。

お母さん、あなたは、愛のない言葉、愛情をかけるということを知らずに、子育てしてしまったのだよ。お母さん、娘が多重人格だと心配し色々悩んでいるよね。でもね、自分が変われば、思いやりを学べば解決できるのだよ。嬉しいことだよ。楽しいじゃない」

中原先生に、診察でそのことを話すと、「その通りだよ。お母さんは、思いやりのない言葉、冷たい言葉で、家族を傷つけてきたのだよ。瞬君が怒り、そこまで言ってくれないと、お母さんは気づけなかったのだよ。

僕も、すごいキツイ言い方や、ひどい言い方、冷たいと、良子さんのお母さんを見ていてずっと思っていたからね。これからお母さんも思いやりを学ぶからね。許してあげよう。

そして、良子さんも学ぶのだよ。思いやりや温かい言葉をね。

自分が、思いやりのある温かい言葉を相手に話せば、相手からも温かい言葉や思いやり

が返ってくるのだからね」と言われた
中原先生、ありがとうございます。

二〇〇六年八月二十八日

私は多重人格だ。当然戸惑う。普通なら自分だけ。私の場合、少なくとも五人いるようなもので、混乱しない方がおかしいと思う。なぜ、私の人格、心は分かれてしまったの？

それでも、素晴らしい主治医に出会い、交代人格たちは成長してくれている。ありがとう。

人間だもの。失敗してもやっていく。ありのまま認めていく。私は、ただ五つの心をもっているだけ。そして、その交代人格がいなくては、生きて来られなかっただけ。だから、私は、私でいいのだと思えるようになりたい。これが、身近な私の目標。

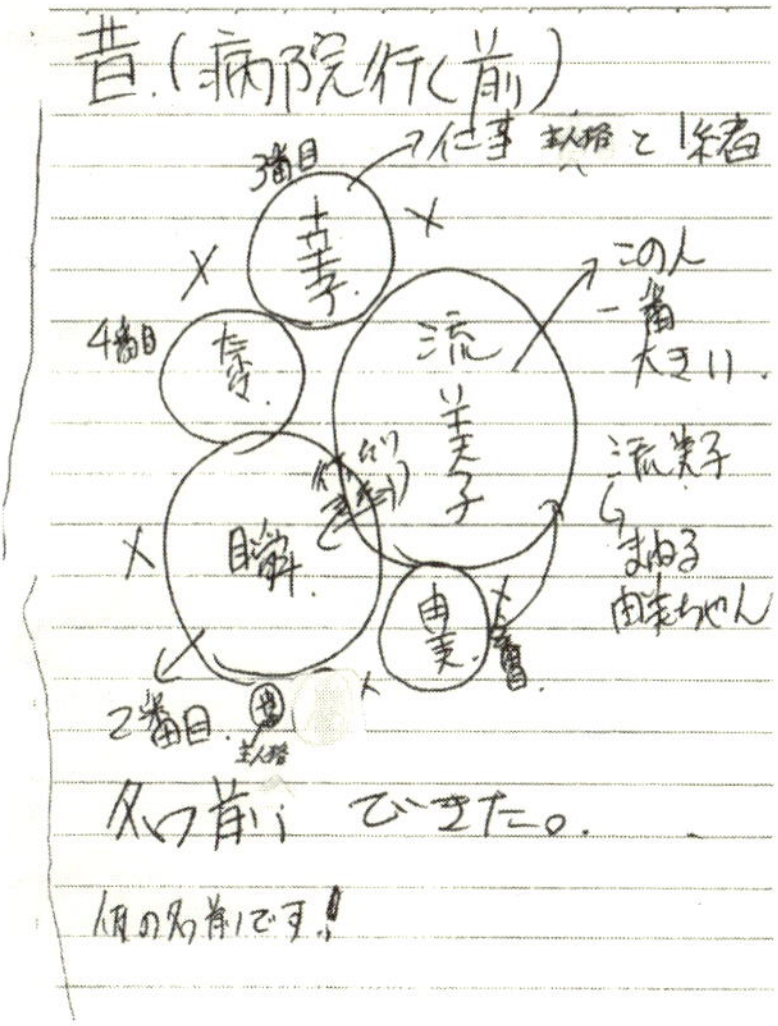

患者が作成した５人の別人格の関係図２

二〇〇六年八月三十日

私は、自分が解離性同一性障害だということを恥だと思っていた。認めたくなかった。逃げ出したかった。

中原先生に「心の病気だけでなく、たとえばね、癌の人でも隠す人がいる。でも、病気は、恥でもかくすことでもない。病気は、恥だとか、かくしているうちは、逃げようとしているのだよ。病気になったら、そのことを受け入れて認める。そして、よしって決意する。覚悟を決める。これが、今までの良子さんには、足りなかったのだよ」

何度も中原先生に教えられたけど、決意も受け入れる覚悟も、恥だと思う心も変わらなかった。

ある日突然、中原先生との約束や、今できることをやって、努力していたらその決意と、受け止めることができていた。そしたら、私の中に、楽天的な奈々ちゃんの考え方、大人の幸子さんのゆとり、瞬君のあっさりさっぱりな心が、初めて流れてきた。

驚いた！　初めてだったし、今まで別人格の考え方、ものの捉え方が、私・良子に入ってきたことなんてなかったから。

中原先生の、決意、覚悟、恥だと思わない、向き合う、受け入れようということが、これだけの変化をもたらした。中原先生は、その変化に感謝しなさいと教えられた。

ありがとう。私は、これからは解離性同一性障害を受け入れ、恥だと思わず向き合っていきます。これから、前向きな身近な決意を一杯していこう！

失敗していい。思い通りにならなくて当たり前なのだから、怖がらずにやろう。小さな決意から、始めて行こう！

二〇〇六年十月二日

中原先生に詳しくおたずねしたので、良く理解できた。

私が、解離性同一性障害、多重人格としての自覚。その後、各人格たちを成長させることが始まった。

私、基本人格は最初眠った状態、記憶なし。

それぞれの交代人格同士には壁があり、無自覚な状態。

それを、ヘルスアートカプセルによりそれぞれの人格たちにお互いのことを理解させる。

壁を崩していく。お互いが手をつなぐようになり冷静な人格・幸子さん、楽天的な人格・奈々ちゃんと基本人格私が手をつなぎ、マイナス思考で、最初にできた人格・流美ちゃん、子どもの人格・由美ちゃんが手をつなぐ。

交代人格・幸子さん、奈々ちゃん、瞬君の成長が始まる。

お互いの長所や、中原先生との約束事を守り、学び始める。

これまでの私の整理

中原先生は、最初は基本人格である私を成長させようと試みたが、基本人格は未熟な上、眠っている状態、記憶なしなので、他の人格を成長させることを優先させる方針に変更する。

他の人格の成長に伴い、基本人格も意識が芽生え、交代人格が出ている時も記憶がちゃんとあるようになる。成長や学びの途中では交代人格たちの混乱もあり波あり……。

交代人格たちも基本人格も、極端な心がある。素直だが暴走もする。そのほとんどが基本人格の良子を守ろうとする防衛反応からだと、最近分かった。

流美ちゃん、由美ちゃんを成長させるのは時間がかかりすぎると、中原先生は判断。

今の所は幸子さん、奈々ちゃん、瞬君と私で生きていくことに変更になった。

最近、テレビでもビリー・ミリガン（注　アメリカオハイオ州の強盗強姦事件で逮捕、起訴された。公判で解離性同一性障害（多重人格障害）を患っていると主張、裁判で多重人格と事件の関わりが注目された。日本でもダニエル・キイスの著作『二四人のビリー・ミリガン』が刊行された、早川書房刊）があり、多重人格は恐ろしいと思われるかもしれない。でも、そんなことばかりではないのだと……。本来なら一つの自我、心、魂が、基本人格を守り生きていくために分かれた。心の防衛。

私たちは、何も変人でもないし気が狂ってもいない。

私は、中原先生の治療と向き合い、交代人格の性格、心の癖と向き合う。そして、良子本人がいつの日か、中心になる為に歩いていこう。

二〇〇六年十月十二日
私は、今レキソタンとセディールを一錠ずつ朝夜飲んでいる。中原先生にもはっきり言われた。解離性同一性障害を治す薬はない。だけど、別人格が薬を必要としている場合は出すとのこと。
私は、この一週間、中原先生と相談をして、薬を減らすことを試してきた。が、私の別人格流美ちゃんは、お薬を必要としていることが分かった。冷静沈着な幸子さんの人格も、お薬を飲むことにより流美ちゃんが落ち着くので、出やすいことも分かった。
私良子と、幸子さん、奈々ちゃん、瞬君で日常生活を送るのが今のベスト。子どもの人格の由美ちゃんや、流美ちゃんが、落ち着きを取り戻してくれるためにも、お薬が必要だと分かった。無理せず、私はまず、自分と別人格とのコントロールを学ぼう。その為に、今薬が必要なことも受け入れていこう。

二〇〇六年十月二十四日
中原先生から言われた。
解離性同一性障害は、まだ分からないことや解明されていないことが多い。だけど、大丈夫、それを否定せず、ありのままの良子さんでいいのだよ。堂々と生きていけば良いからね。

統合の始まり、移行期

二〇〇六年十二月七日
統合が始まった。といっても、無理にではなく自然にというか、いつの間にか、自分でも気づかないうちに中原先生に「いよ

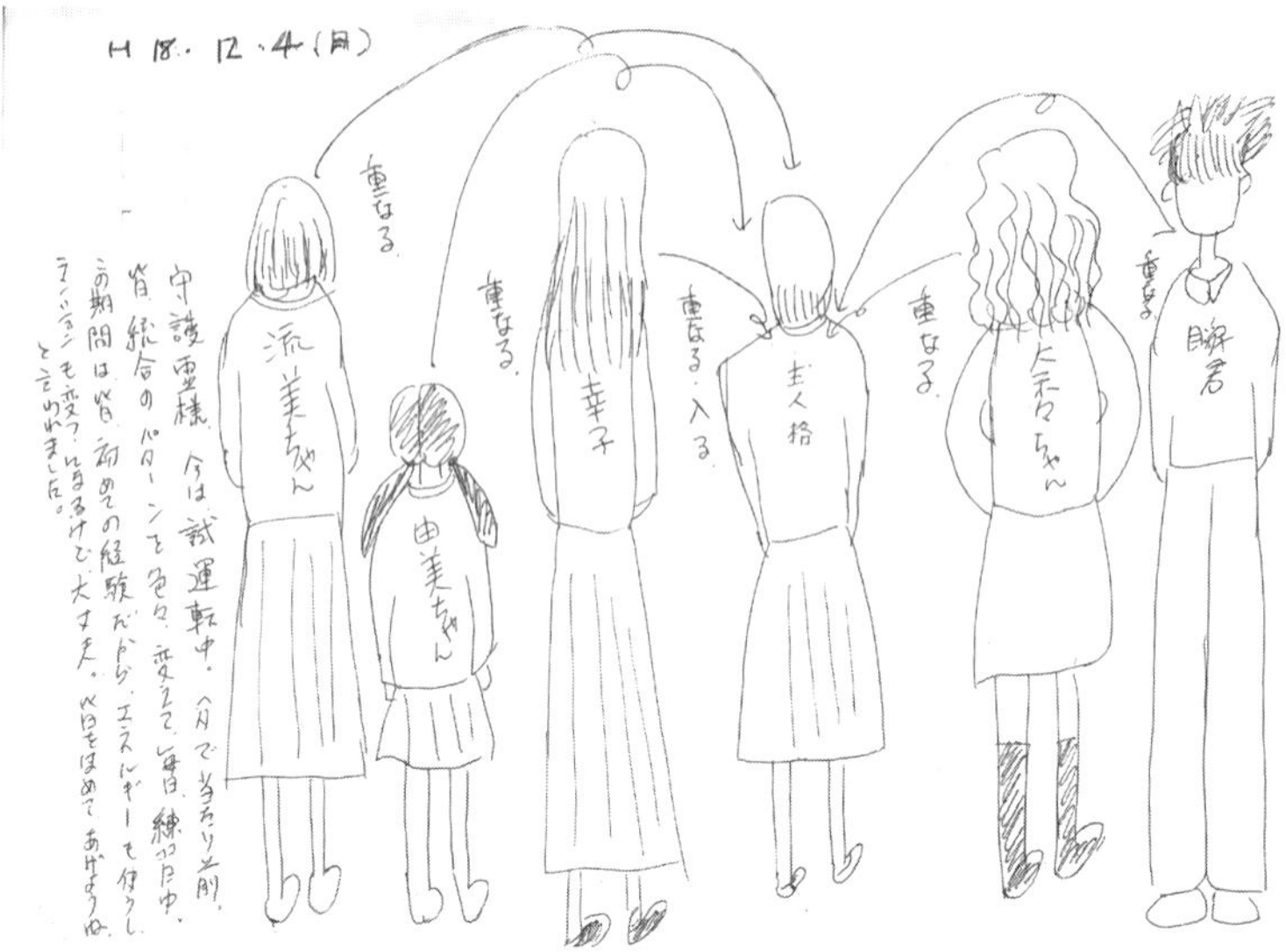

患者が描いた主人格と別人格（交代人格）。左から流美、由美、幸子、良子（主人格）、奈々、瞬。

いよ、統合が始まったね。早いよ」と診察室で言われた。

自分で、決めたのではない。別人格が決めたのでも、主治医が決めたのでもなく、ただ自然の流れでという感じ。これも、中原先生の治療のお陰だ。薬づけになることもなく自分が解離性同一性障害と主人格も、別人格も認知し受け入れて約七カ月で、ここまでくるのはかなり早いと言われたし、中原先生に奇跡的だと言われた。

十一月の中旬ぐらいから、変化は現れてきた。

別人格たちは、ものすごく自意識が強い。自分たちを認めてもらいたい、分かって欲しいという気持ちが強い。だから、統合即ち、自分たちが消えることと思い、最初は嫌がっていた。しかし、中原先生の診療アドバイスにより、いつのまにか、別人格たちを成長させ主人格を成長させてくれていた。その結果、統合への準備・移行が始まった。

クリニックに十二月四日に行った。移行が始まって最初のカプセル。守護天使が、主人格の良子が、大分成長している姿を見せてくれた。

その中に、別人格の幸子さん、奈々ちゃん、瞬君、由美ちゃん、流美ちゃんが重なる姿が見える。今までは、手をつないでいたのは見たけど、重なる姿は、初めて。

パターンを幾つか変えて、良子の中に入る感じ。

守護天使は「今、統合の為に試運転の時期。皆初めての体験だから、もちろんへた。それでいいのです。皆、頑張っている。偉いね」。

「あなたの両親は、子どもを育てることをせず、子どもの話も聞くことなく育てた。あなたは、安心感を得られず、育ったのですよ。自己表現もさせてもらえず、安心感もない、虐待だけではない、こういう親子の関係も関係している。子育てせずに、子どもの話にも耳を傾けずに育てることが、いかに怖いことか、分かったでしょう。産みっぱなしの親が多い。無関心と、放任主義は違うのです」

私は、カプセルの中で涙が止まらなかった。

守護天使は「今、親自体が愛欠乏。どう、愛情を示せば良いの分からないのです」。

私は、カプセルでの体験を、中原先生に話した。

二〇〇七年二月十日
私の統合は、ヘルスアート・カプセルにより、今どういう状態なのか理解できる。
中原先生に言われたこと。
「別人格たちは、あなたの一部。体の外にいるわけではない。だから、排除するとか、除霊するとか、消去するとかとは違う。絵の具の色と同じ。皆溶け合い一つになるのだよ。白色だけでもだめ。大丈夫、皆協力してくれる。感謝だよ。ありがとうだね」

私も、正直中原先生の言うことが全て理解できていない。自分を追い込んでいると、焦るとイメージは暗く苦しい。

最後に残った別人格の流美ちゃんが出やすい。それは、流美ちゃんが請け負ってくれていたから。流美ちゃん、また、請け負わせていたね。ごめんね。反省します。焦っても、苦しくなるだけだね。この苦しさに気づけて、ありがとう。

ただいま統合中

二〇〇七年二月十九日

誰でも、好きで解離性同一性障害になる訳はない。どうして、私なのと落ち込むことも、認めたくなくて、寝込んだこともあった。健康でいたかった。でも、今私が解離性同一性障害なのは、まぎれもない現実。中原先生に、言われた。

「統合中は、色々ある。大丈夫！　皆協力してくれている。一歩一歩でいい。でも、早いよ。統合のスピードが。感謝だね」

解離性同一性障害といっても、症状も、経過も、原因も人それぞれ皆違う。

私の場合、統合の過程で自分が未来をイメージできず、過去のイメージ。それもマイナスが幾重にも重なるという異質なイメージしか浮かべないということが分かってきた。

ほんの数分先も、未来。それも、過去の残像、マイナスのイメージが幾重にも重なり、結局イメージできない。正確には、最後に残った別人格の流美ちゃんのイメージ・思考だそうだ。なので今、練習中。

それと流美ちゃんは、自分の気持ちを分かってもらいたいのだが、その術が分からず、物を投げたり壊したりする。そのことは、子どもが、ぬいぐるみを投げつけたり、泣き叫んだりするのと同じで、自分の気持ちを分かってくれないとサインを出していたのだと、主人格の良子が気づき反省した時、今まで、中原先生に対して無反応だった流美ちゃんが反応した。

中原先生は「これなら、大丈夫。無反応が一番、やっかいだからね。お皿を割るという、自己表現を流美ちゃんがしたこと、これも進歩。感謝しようね」と言われる。

自分でも訳が分からない時もある。考えても、分からないよお。

今は中原先生を信じ、最後の統合中のプロセスも、ありのまま認めて前に進んで行こう。

統合への壁……乗り越えなくちゃ

二〇〇七年二月二十二日

統合の壁が、統合を目指してから来ている。

苦しいし、辛い。流美ちゃんに共感しすぎると、体調をこわしてしまった。

中原先生にも、久しぶりに叱咤されてしまった。

流美ちゃんばかり出ると、私は外にも出られない、仕事にも怖くて。人も怖くて、未来も過去も不安でどうにかなりそうになる。叫び出したくなる。嫌になる。気力もなくなり、何もできなくなる。

流美ちゃんだけ出ている時のサインは口元に手をやること。手が震えること。人がどうしようもなく、怖くなる。中原先生の言葉も思い出せない。

それを乗り越えるしかないのだと。

流美ちゃんも、確かに成長しているのだけど、この壁は、私自身が努力してどんなに辛くても、それは当たり前で、前に進んでいくしかないのだと。私より、私自身を理解してくれている中原先生なのだ。

ダイエットもそうだ。痩せるのは苦しいし、大変。止めてまた、食べる方が楽に見えるけど、そうじゃないのと同じで。流美ちゃんが出ると、人間らしく生きていけないのだから……。

主人格の自分が、勇気をだしていくしかない。不安で当たり前。怖くて当たり前。それでも、前に進んでいく。どんなマイナスでも、プラスに変えていくのだよと、中原先生の言葉を辛い時に思い出す。

今まで存在していた幸子さんも、奈々ちゃん、瞬君と他の人格は協力してくれている。

統合ということ、主人格の自立の始まり

二〇〇七年八月二十日

よく、ブログで見かけるが、専門医や医者にかからずに自己診断で、自分は、解離性同一性障害だと書いている人がいるけど、それは、あり得ない〜つの、です。

自分で気づける人なんていないよ。そう、診断されても、受け入れられないし、認めることができないのに。だけど、解離性同一性障害に偏見は持たないでとは、思う。

私の、本格的な統合は、今年の四月から始まった。

ヘルスアートカプセルでのこと。

私は、このカプセルで一度も熟睡したことがなく、お陰様でいつも体験させてもらう。

それがなければ、自分が多重人格であり、統合の決意、統合の始まりはなかったと思う。

中原先生のお陰だ。最初は無数の黒い手やら自分を覗き込む骸骨やら霊やら。次に自分が母親のお腹の中にいる胎児、そして前世の自分を何度も体験した。自殺していたり、レイプされていたり、海の底に沈んでいる中世の女性であったり。その後から、前世は全く見なくなり五人の女性から、男の子、子どもの姿を何度も見るようになった。

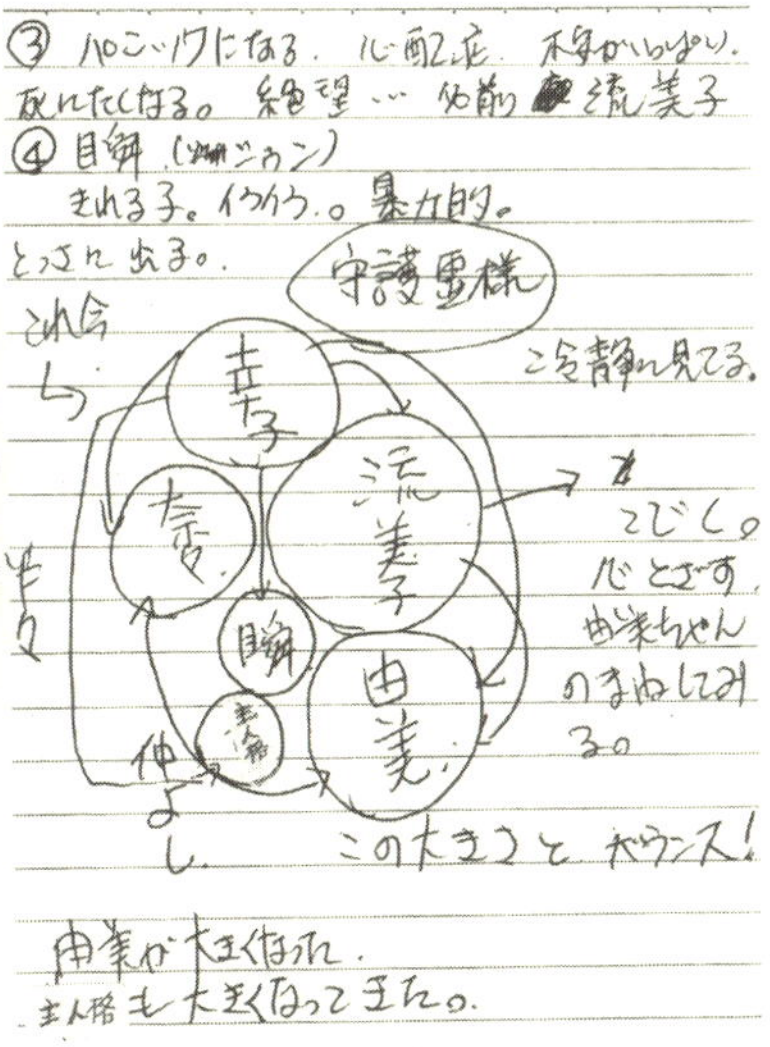

患者が作成した５人の別人格の関係図３

守護天使は、「これがあなただ」と言う。そう、いよいよ別人格との対面が、カプセルを通して始まった。その別人格との対話は、カプセルを通して何度も行われた。

そして、主人格の良子が出てきた。とても、未熟で泣き虫。嫌々と泣いている子どもの姿。それが、私だった。

守護天使は、「ありのままを認めなさい」と言う。逃げずに向き合いなさいと言う。この認める、受け入れるが、案外容易ではなく、ありのまま認めているようで、逃げているというか。

紆余曲折ありつつも、大人の人格・幸子さん、能天気で楽天的な人格・奈々ちゃん、男の子の人格・瞬君は成長を始め、中原先生との約束を守りお互いを認めるところまできた。カプセルの中で、この三人格は「統合に協力する」と守護天使と約束をした。

これが、四月の通院日でのカプセルでのこと。

今は、主人格の自立、本格的な主人格の決意の統合中なのだけど、これ程、苦しく辛いのかという日々。これでも中原先生曰く、ものすごいスピードらしいのだけれど。

今までできていたことができない日々。無気力で何もできず、寝込む日々。疲れきり、仕事も主人格の決意の統合が始まる前の半分もできない……。

こんなの自分じゃないと葛藤する。日常生活ができなくなって統合に協力していない超マイナス思考の人格・流美ちゃんが出てはパニックになる……。

中原先生は、「それでいいのだよ。ちゃんと、統合し始めている証拠だ。あなたは、ありのまま認めること。逃げてきたから別人格を作った。それが、気づけてよかったね。心の癖に気づけて良かったね。今は、苦しく感じるかもしれない。でも、いつまでも、多重人格では、もっと大変なことになる。

それは、本当の自分で、生きていないことであり、自立できていないということ。自立できていない人が、本当に多重人格には多い。ほとんどだね。

自己表現が偽り。だから、必ず生き辛くなるのだよ。統合して、本当の自分で人生生きていこう。それが、本当の生き方だから。大丈夫。怖がることはないよ。別人格の記憶も、経験も、あなたが成長すれば、あなたのものになる」と言われる。

統合の道のり

良子は仕事も未熟で、幸子さんほどできないのだが、一つだけ分かるのは、主人格で生きていると、今までと違い実感があること。今まで、何をやっても、実感がなく、人事のような感じだった。このことを中原先生に報告すると、

「良く分かるよ。主人格は未熟だが、別人格たちの記憶がちゃんと残っている。これも、多重人格では珍しいことなのだよ。別人格の皆に感謝だよ。大丈夫。先生はやれると思う。

良子さんも、統合もできると僕は確信している。主人格で生きることが本当に大事だからね。一緒に頑張ろう」

私も、別人格たちに感謝しながら、主人格は未熟だけどこれから成長していけば、別人格たちの記憶・経験が私に統合されてくるという中原先生の言葉を信じて。

主人格で生きられる感じは、初めての感じ

二〇〇七年十月三日

中原先生を信じ、只今統合中。

統合は、確かに苦しく、もう辛いという時期がある。同じ心、自分の一部であるはずなのに、別人格主体の方が楽に感じるという錯覚もある。主人格は、ほとんどの場合未熟であり、自立していない。未熟な主人格の自分で生きることは、困難の連続ではあるけれど、それ以上に実感や達成感がある。今までのような、砂の城のような、実感のない人生ではないと感じる。

別人格たちの方が、要領もいいし大人だし、楽には生きられる。普通に生活できる。でも違う。別人格で生きていると充実感がない。いつも他人事のように感じる。記憶がない。

主人格ともう一人、統合に納得していない、理解していない流美ちゃんは今もいる。私もコントールできていない。でも、それでも中原先生はいいという。ありのまま、受けられていこうと言われる。協力してくれている別人格たちに感謝しながら、統合の道を歩んでいこうと、中原先生は言われた。

私も、この先どうなるのか分からないが、自分を信じようと思う。感謝を忘れずに！

最近思うこと

二〇〇七年十月九日
秋になった。中原先生から私の統合はスピードものすごく速く、今のところ成功しているらしい。
色々、ブログを見ると本当に驚くのは、担当医が「解離性同一性障害がよく分からないのだよね。難しいね。僕に教えてね。僕は本を読んで勉強するから」と言われたという患者さんのブログを見た時。
中原先生にそのことを話すと、その先生は、良い先生らしい。分からないとはっきり言えるのはすごいらしい。分からないのに、理解できてないのに薬づけにしてしまう医者が多いのに、こういう先生は、本当に患者さん思いらしい。その中原先生でさえ、この多重人格の治療は難しいと言われた。

まず、別人格たちの中には必ず治療に対し反発する。凶暴になる場合もある。

でも、私の場合、凶暴な人格や怖い人格は、ヘルスアートカプセルやクリニックのお陰で消滅してくれた。感謝。

むろん、それまでに色々大変だった。記憶が曖昧だけど、うっすらとは憶えている。

そして、統合が始まり、別の意味で大変だよ。でも、ここまできたら、統合を成功させたい。苦しんだ意味がなくなる。私は、良子として自立していかなくちゃ……。

多重人格を扱うドラマや映画が多いけど、そんな生半可な病気でないいんっつぅ～のですよ。

本人も家族も苦しい。でも、結果を作ったのは自分。病気になったのも自分。誰のせいでもない。自分の責任。

これからどうなるのか、分からない。怖いのが本音。でも、後ろは振り向かない。そう決めよう。人間だもの、怖いよ。苦しいよ。でも、もう戻りたくはない。辛くても、本当の自分で生きて生きたい。

統合が始まってから半年

二〇〇七年十月十八日

私の統合が始まって今日で半年。

自分で決めたこと……統合する。良子のまま主人格で生きていく。このことは、自分で決めたのだから中原先生を信じ、自分を信じ前に進もう。怖がることなく、迷うことなく。何が起きても進んでいこう、前だけ向いて。

二〇〇七年十二月三日

私の場合の今までで分かったこと。

別人格たちには、今現在主人格が生きていくために存在しているし、意味があるということ。別人格は、拒否したり、否定すると暴れるし、反抗する。それは、自分たちが、主人格を守ってきたという自覚があるから。

別人格たちは、極端な思考であること。だけど、素直で本来は優しい。

凶暴な人格も受け入れることで、肯定することで学ぶし、成長し、やがては統合に協力してくれる。

別人格は、とても敏感だから、対応する相手を見抜き、信用したら話すし、協力してくれる。すべては、ありのままを認め、「ありがとう」を言うこと。

家族も、もちろん大変だと思う。

しかし、本人はモノクロの世界で砂の城のよう……自覚がなく、記憶もあいまい。自分のことなのに、分からないことだらけ。

主人格は、幼く未熟。統合中は、初めてのことだらけ。

今は、あまりにも情報があふれているけど、解離性同一性障害は、本人も家族も大変。自分で、判断なんてできない。ましてや、自分で気づくことなんてありえない。


最後に残った人格は、一番最初にできた別人格だった。

流美という人格は、私が一番最初にできた別人格で唯一、中原先生との交渉も説得にも理解・協力を示さなかった。彼女の人格が、最後に残るのも中原先生から知らされていたので驚きはないが、大変だ。

別人格たちは、まず受け入れることが一番大事。否定すればするほど、暴れることに気づいた。流美の人格は超マイナス思考で日常生活ができなかった。だから、私もものすごい不安感・恐怖感を感じる。流美は、そういう人格。

中原先生の言葉「このままで良いよ。うまくやっていると思うよ。ルミちゃんを否定せずに認めながら、良子さんが今のままコツコツ努力していけばいいと思いますよ」

私には、これが中々できなかった。

でも、日常生活ができない自分（流美）の姿を、よし受けいれよう。認めよう。統合すると決めて、もう進んでいる。後戻りはできないししたくない。だったら、もう前に進むしかない。今、自分の中で起こってくる統合のプロセスをそのまま反抗せず、落ち込まず受けいれよう。そう思った。

それと同時に、流美の成長が始まったのだ。その前には、必ず脳のシャッフルが起こる。他の人格たちの統合も突然始まった。私が、コントロールすることなどできないのかも。

中原先生を信じていくしかない。だって、今まで歩んできた統合の道程は複雑すぎて、戻れないし戻りたくない。今まで苦しいのにできたことが無駄になる。それは嫌。私の後ろには道がない。あるのは前だけ。

今まで　歩んできた道程は、平坦ではなく苦しかった。だから、単純に戻りたくないだけ。戻ろうにも複雑怪奇すぎて、戻り方も分からないし。とにかく、自分で理解できないのだから、他人ができる訳はない。

でも、私が理解してること。どんなに困難でも主人格で生きていくこと。その為のプロセスは、誰にも分かりゃしない。だったら、何があっても前に進もう。そう、中原先生に話した。

中原先生は、「その通り。後ろには戻るべき道がないから、前に進もう。それで良いよ。あなたは、それが足りなかった。猜疑心で、信じきることができなかった。でも今は、違う。これからは、信じきること。前に進もう」。

主人格は、幼く未熟。統合中は、初めてのことだらけ。今は、あまりにも情報があふれているけど、解離性同一性障害は、本人も家族も大変。自分で、判断なんてできない。ましてや、自分で気づくことなんてありえない。

今日、あることが起こり、もう一人の子どもの人格・由美ちゃんが出てきた。その時、主人格の良子には記憶があり「全て受け入れよう」と決意した。受け入れようと思えたことで何と、流美ちゃんと由美ちゃんの別人格が統合した。一つになったのだ。

これも、統合を決めたのも自分。もう、戻りたくない！

何があっても前に進もう。どんな自分も受けいれよう。

受け入れること、どんなに辛くても主人格・良子で生きることが大事なのだ。愛欠乏であるのだから、否定せず、受け入れる。それだけで、別人格たちは暴れない。

カプセルに入る前、中原先生も私も名前をつけようとしたが、流美、由美は拒否。が、別人格たちの提案は受け入れた。

「この子は、マイナス思考だし、泣いてばかりだから、マイナスのイメージが強いので、『ニコ』とつけましょう。真逆のイメージ　笑顔を浮かべて欲しいから」

こうやって、流美。由美が一つになった人格は「ニコ」に決まった。

中原先生に話すと、「本当に予想外、想定外のことが起きるけど大丈夫。ちゃんと、前に進めている」と言われた。

通院日、中原先生の診察中に、ニコちゃんが出てきて中原先生とお話。

中原先生に別人格のニコちゃんが話したことは、「今はニコが必要なの。ニコがいないと今の良子は生きていけないの。良子が落ち込む時、自分を責める時、逃げ出す時に、ニコが出て明るく無邪気な気持ちに変えるのだよ。ちゃんと別人格には存在する意味があるのだよ」。

中原先生は「ニコちゃん、ありがとうね。じゃ、これから、どうしていけばいいかなぁ」と言う。

「ニコにも、分からない。カプセルで聞いてみるね」

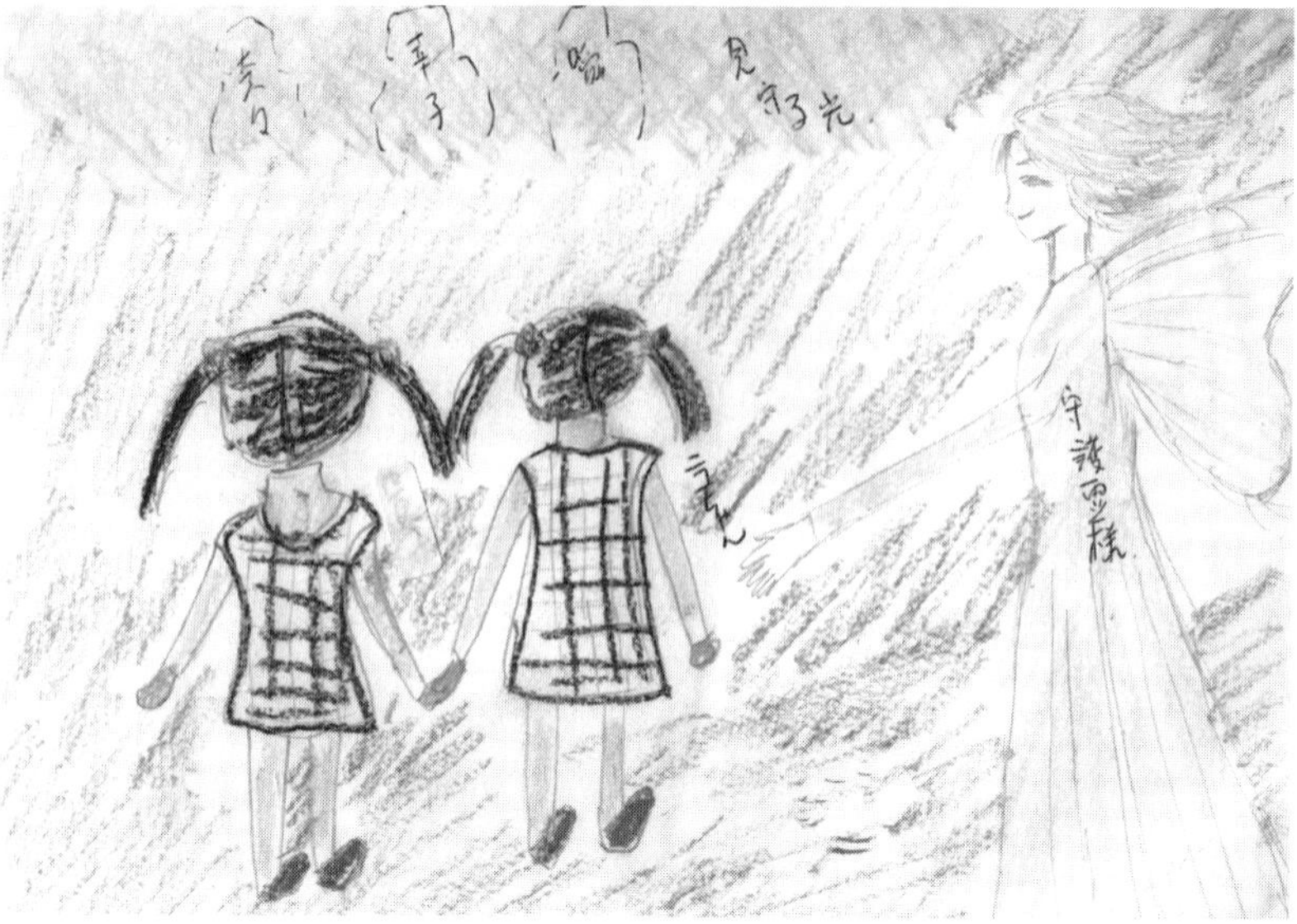

解離性同一性障害の統合（多重人格）をヘルスアート療法で統合（治癒）の最終段階で出てきたニコちゃんとの絵

私以外のたくさんの患者さんたちが、遠方、関東、関西からもカプセルに入り潜在意識との対話を体験している。

統合が近づいた状態

二〇〇七年十二月十七日

ヘルスアートカプセルにて。光の中、左から奈々、幸子、瞬君、見守る光。

左の主人格と右のニコちゃん（流美子と由美の統合）が手をつなぐ　右端は守護霊。幸子、奈々、瞬君の別人格は、きらきら光っていてもう透明になりつつあった。本当に、心の不思議を感じる。

自分なのに、コントロールできない別人格。受け入れることからしか始まらない統合。

なにもかも思い通りにいくことはないけど、中原先生に出会えたことに感謝。そうでなければ、今頃、私は生きてはいないかも。自分が、解離性同一性障害と向き合えず、大変だっただろう。

このようにしながら二〇一〇年末から二〇一一年初頃、ついに、全ての別人格（交代人格）は統合された。


「統合ってこんなに生き生きできるのですね」（二〇一三年初め）

統合して二年くらいでしょうか。最初は、主人格の自分は何もできない状態でした。お湯を沸かすことも、言葉を話すことさえ何もかも初めてのようで、不安でたまりませんでした。そして、また、別の人格を作ってしまうのではないかと、怖くてたまりませんでした。先生にも、初めて会う感じで。何度も何度も、玉ねぎの皮を剝くような感じで、周りの人たちには、初対面のような感じでした。

まるで、何十年も眠っていて、目が覚めたらいきなり何十年も時が過ぎていたような感じでした。

ヘルスアートのおかげで、先生のコーチのお蔭で、また、ヘルスアートカプセルのお蔭です。

そして、自分が主役、自分を愛することで自分を癒す、大事にすることを学び、「自分の責任だ。乗り越えよう。向き合おう。覚悟決めよう。起こることは、私を成長させる為だ」と決意できた時、あの幸子さん、奈々ちゃん、瞬君の記憶が流れ込んできました。

それは、多重人格の時とは明らかに違い、温かく優しい感じがしました。

色々な試練、困難にぶつかるたび、「あれ、今の感じは幸子さんのようだ」「あれ、今の無邪気な感じは、奈々ちゃんだ」「あれ、この厳しさは、瞬君みたいだ」と気づくことが、実は、先生に教えてもらう前に感じていました。

幸子さんの意識はテキパキと決断し行動するが、多重人格の時のような善か悪、白か黒みたいな思考はないです。切り替えも早いです。

奈々ちゃんの意識は多重人格の交代人格の時のような衝動買いや、我がまま・自己中が消えおおらかで無邪気に。

瞬君の意識は以前のような暴走的なコントロールできない暴力性や、激しい怒りは消えています。車の運転に疲れないとか、とにかく疲れにくい感じは瞬君かなあと。後、厳しさの中にも相手を思う気持ちと許す気持ちが芽生えてきている感じです。

多重人格の時は、ものすごい頭痛と極度の疲労感があったのですが、統合して今はそれは全くありません。感謝です。

しかし、私という主人格はちゃんとあり、多重人格の時のように、疲れ切ることもありません。暴走することもなく、必要であれば、それぞれの記憶・意識が対応します。

そして今は、不思議なことに私の一部の三人の記憶は成長し続けているように感じます。そのキーワードは、「ありがとう」なんです。

先生が言われた通り、感謝と反省による愛の実践行為として、三人に感謝するようになり、より成長が始まりました。

ニコちゃん（流美と由美の融合）の記憶が出そうになることは、今の所全くありません。自分を責めることも、いじめることもなくなり、その時その時を感謝して生きている自分に、自分で驚いています。

最初はヘルスアートで、脳を整え、自分が、はっきりすればするほど、つまり、自立に向けて進もうとするほど、不安や、マイナス思考に取りつかれ、どうにかなりそうでした。そんな私には、自分を癒す言葉がぴったりだったのだと思います。

交代人格を含めた自分に、愛情を与えることが、統合のプロセスには必要だったのかなと。落ち込むこともほとんどなく、行動できるようになった自分に自分で驚きつつ、感謝の日々です。

苦手なことも、前向きに行動し、決断できること、自己責任を感じつつ、覚悟し決意できることに感謝です。呼吸法も今までとは全く違う感じです。

先生、本当に、ありがとうございます。

ヘルスアートカプセルにて　前世・過去生（世）体験

二〇〇八年二月十八日
通院日。診察後、カプセルに入る。
二月十八日のカプセルで見た過去世。一月二十二日のカプセルで見た赤毛の女の子。この時は、守護霊様は、「まだ、分からなくて良い」。その女の子が見える。英語ではない外国語が聞こえる。赤毛で、十歳か十二歳。肌が透けるように白く。そばかす。両親・弟たちと楽しく家族団らん。この家族とは今世ではめぐり会っていない感じ。
最初、赤毛の女の子。三つ編で、テーブルで勉強。その後、家族の団欒の様子。優しいお母さん、お父さん、弟たち。女の子は、赤毛で肌が透けるように白い。木のテーブル。場面が変わり、お母さんの叫び声。英語ではない外国語。

私（赤毛の女の子）は、テーブルのような所の下に隠れてる。がたがた震える。目の前に血が流れてくる。女の子は恐怖でそれを見てる。切られた腕が転がってる。私以外、皆殺し。

場面変わり、女の子は木のベットで寝ていて空を見てる。恐怖のせいか、言葉が出なくなった。

場面変わり、現在の人生の子ども時代。裸で寒い中外に出されて、泣き叫んでいる。

「ごめんなさい」

そこで、カプセル、終了。

その後、中原先生の診察。

カプセルでのことを話す。先生の言葉は以外。「あなたも、沢山、殺してきたの。殺してきたから、反対も勉強してきたの。残酷な前世もあったんだよ」

その時、私の脳裏に十六歳の時、唐突に軍服を着た髭面の金髪の若い男性が、長い拳銃なのか猟銃？　を撃っている姿が浮かぶ。

子ども女性を、後ろから撃ち殺してる。それも、笑いながら。私は少しパニックになる。涙がつたう。悲しくもないのになぜだか涙が出る。

私は話す。「思い出した。私は戦争、それも、ナチス。沢山人を殺した。殺さなければ自分が殺される。笑わなければ、自分が気が狂う。本当は、殺したくなかった」。

低い声色。ブーツ、黒いブーツが見える。言葉は分からない。英語ではないよう。

中原先生の話すその光景は、私が十六歳の時、学生寮や病院で見たようだと。今の今まで忘れていた。

私の前世はなぜか冷たい人間関係で虐待が関係してることが多い。若い頃に亡くなってることが多い。自殺や殺されることも多い。

二月十八日のノートの記録から
ヘルスアートカプセルで、今まで見ていた過去世（順不同）。

ギリシャ……。私は、金髪の若い少女　森のような所で数人の男にレイプされ、その後ボロボロのドレス？　のようなもので彷徨い歩き、崖から飛び降り自殺。

魔女狩りの魔女だった前世もあり、木でできた杭のようなものに、縛られ生きたまま火をつけられる。その炎の中から、自分の子どもたちを見てる所。

その他にも見てきたけど、わりと今世では旅行もしたことがないヨーロッパが多く、女性でも男性でも、ほとんど虐待されるかするかの環境で、自分を責めることが多く、自殺、あるいは殺されること、殺すことが多い。

原稿を読んでの感想

高田良子

二〇一三年三月十三日

読んだ感想は、まず第一に書いた内容も、書いたことも覚えていないということでした。自分で書いたというより、この文章は「幸子さん」、この「ありえないいっつ～の」は奈々ちゃんかなと感じました。

絵も、全然記憶にないです。

以前、仲間由紀恵が、多重人格の役を「MRブレイン」（ミスター・ブレイン）というキムタクのドラマで演じた時、別人格を演じるたびにものすごく集中して演じ分けたと現場レポートにあったのを思い出しました。

本人の私でも、複雑で理解しがたいので、これを読んでくださった方がどこまでご理解いただけるか分かりませんが……。

私は読み進めていくうちに、記憶のパズルが埋まっていきました。そして作り話でも、ここまで見事にリンクしてはいかないなあとも、思いました。

私、本当に、本当に頑張ったんだなあと。本当に統合は苦しくて何度も何度ももうダメだと逃げ出そうとしたけど、そのたびに、中原先生がフォローしてくださり、統合できたことも思い出しました。

今は、統合できて本当に良かったと感謝しています。統合したら、終わりではなく、統合後のプロセスもあるということも初めて知りました。

そして創意工夫する楽しさ、自分が成長できる喜び、自分が自分でいれる嬉しさ、自分で決断し行動する楽しさは、統合しないままでいたら、体験できなかったと思います。

中原先生、ありがとうございました。

医師からのアドバイス5

多重人格の発生は、以下のような条件での発生が考えられる。

一、多重人格は性的虐待を含む様々な虐待をきっかけに出現（発症）する。

二、人生において生きるとは「自己表現」であるが、この自己表現を嫌がり、拒絶する思いが強く、その時、その時に別人格が誕生する。

三、人生においてその人にふさわしい（その人に必要な）出来事が起こるようになっているが、多重人格はそれらの出来事を受け入れようとしない結果として出現する。

四、その人にとって乗り越えられない人生問題は起こらないので、問題から逃避する行為が多重人格を含む様々な病気を発症する。

そして、その特徴は、

一、多重人格の人は別人格をも拒絶したい思いが強いが、それは間違いである。
　別人格たちは主人格（本人）があまりにも弱く、起こってくることに逃避、拒絶するために、主人格を手助けするために誕生したのであり、本来は別人格たちに主人格は感謝しなければいけない。

二、最初は別人格は十人以上誕生することもあるが、いずれ、五人ぐらいに落ち着くことが多い。

さらに、多重人格の統合への道は、

一、以上を理解した上で、統合を開始することが可能である。

二、別人格たちには感謝の気持ちを忘れずに、別人格たちの気持ちを受容しながら統合へ向けての協力、お願いをする必要がある。

三、統合の最終段階では、最初に現れた人格が残るために、虚弱、マイナス思考と闘い、これを乗り越えねばならない。

四、統合して終わりではない。それから未熟な主人格のために自立への道が始まる。

五、多重人格の出現はその人の前世・過去世（過去生ともいう）となんらかの関係があるように感じる。

以上を参考にして、再度、この章を読み直していただくと、理解しやすいと思う。

あとがき

ヘルスアートクリニックくまもと院長　中原和彦

ヘルスアート体験集を読まれていかがだったでしょうか。特に最後の多重人格の症例は理解しにくかった方も多いかも知れませんが、不思議なことに（多重人格を含めて）、全ての体験談はヘルスアートということで共通した流れがあるのです。

全ての体験談に共通していることは、病気にとらわれないこと（病気を治すことが目的でないこと、つまり、病気が治っても終わりではないこと）、そして、自分自身を見失わないこと（自分が主役で自立をめざすこと、すなわち、自分自身を成長させながら、他者への愛情を発揮していくこと）です。

病気の種類は各人異なっても、ヘルスアートによって、自分の向かうべき方向に向かって、ひたすら進んで行くことで、病気は自然に癒されていきます。

しかし、それで、終わりと思っている人は再発するのです。一時的に病気が治るのはヘルスアートにとっては当たり前のことで、そこから本物かどうかが試されるのです。それは、自分が病気を作ったという自覚、その原因のほとんどが自分の心の癖と自己表現の癖にあり、それに気づきながら修正していくことの大切さを、ほとんどの体験者は気づいていくのです。そして、修正の努力をしていくのです。

実は多重人格の症例においても「統合したら終わりではない」のです。「統合後の自立」が極めて大切なのです。

ヘルスアートは「病気の出口より健康の入り口へ」、そして「脳を整えて、心を整えること」が大切です。

脳の働きは自己表現が順調にいくためにあるといっても過言ではありません。結局、自分の心癖に気づき、それを修正しつつ、自己表現を行っていくことが人生において重要だと思われるのです。

WHO（世界保健機関）の健康の定義は、次の四つです。

一、身体的健康
二、精神的健康
三、社会的健康
四、スピリチュアル（霊的）な健康

今回の体験集にはこの四つの健康が全て含まれているのです。

今回のヘルスアート体験集はより多くの人たちに、このヘルスアートの素晴らしさを知っていただくために発刊いたしました。

一般的には難しい症例が、ヘルスアートに出会うことにより、素晴らしい体験をされることを、読者の皆様方も分かっていただけたのではないかと信じます。

最後になりましたが、本書を発刊するに当たって、ヘルスアート誕生の親・故池見酉次郎先生と池見葉満代奥様に深く感謝いたします。

さらに表紙の装画を提供してくださった堀本知子様と、写真と絵の鮮明化に工夫努力してくださいましたヘルスアートクリニックくまもとのホームページ担当の藤本博子様に紙面をお借りしてお礼申し上げます。

なお、原則として体験者の氏名は仮名としました。

末筆になりますが、本書の発刊に当たっては勿論、体験をされた各患者さんたちの必死の努力とご協力が不可欠でした。皆様、本当にありがとう。

二〇〇一三年七月八日

編著者
中原和彦（なかはら・かずひこ）1943年、大分県に生まれる。
1968年、熊本大学医学部卒業。医学博士。1975年、熊本大学産婦人科講師。1983年、NTT西日本九州病院産婦人科部長。2003年より御幸病院健康増進部長などを経て、2005年4月より「ヘルスアートクリニックくまもと」を開院。産婦人科関連医学会以外に、日本心身医学会、日本行動医学会、日本東洋医学会、日本抗加齢医学会、日本緩和医療学会、日本死の臨床研究会などに所属。現在、日本心身医学会功労会員、日本のお手玉の会顧問、ＮＰＯ法人 子どもの脳・心・生命（いのち）を守る会理事長、一般財団法人「創造くまもと」評議員などで活躍中。著書に『生かされて生きる』、『続・生かされて生きる』『医者がすすめる「よい生き方、よい死に方」』、『お手玉が癒す心とからだ』『健康のとびら』（いずれも海鳥社）、『「お手玉をする」とうつ、パニック障害が治る』（マキノ出版）などがある。
ヘルスアートクリニック熊本
〒860-0806　熊本市花畑町1－1　電話096（319）5656
報告者
中原敏博（なかはら・としひろ）1972年、熊本県に生まれる。1999年、熊本大学医学部卒業。医学博士。鹿児島大学病院心身医療科診療助教、臨床講師、ファミリー薩摩心療内科部長などを経て、現在、桜が丘病院勤務、熊本地域医療センター（緩和ケアチーム）を兼任。日本心身医学会代議員・指導医・専門医、日本心療内科学会専門医、日本精神神経学会専門医、精神保健指定医、ヘルスアートクリニックくまもと顧問として活躍中

病から幸せの道へ
ヘルスアート療法体験集
■
2013年８月10日　第１刷発行
■
編著者　中原和彦
発行者　西　俊明
発行所　有限会社海鳥社
〒810-0072 福岡市中央区長浜３丁目１番16号
電話092(771)0132　FAX092(771)2546
印刷・製本　有限会社九州コンピュータ印刷
ISBN978-4-87415-890-6
［定価は表紙カバーに表示］
http://www.kaichosha-f.co.jp